AKNEFREI:

Die 3-Schritte Methode zu einem neuen Lebensgefühl

- Wie du Akne und Pickel wirklich bezwingst -

Von
Ignatz Rajher

Ausgabe 2, 2019

Umschlaggestaltung, Illustration:
fiverr.com/germancreative
Verlag: Independently published (Ignatz Rajher)
ISBN Paperback: 9781977091161

Ignatz Rajher
Parlweg 4A
30419, Hannover
E-Mail-Adresse: truewordspublishing@gmx.de

Mein Blog:
https://www.ignatzrajher.de/
Meine Facebook Seite:
https://www.facebook.com/Ignatzrajher/
Mein Youtube-Channel:
http://bit.ly/ignatzytchannel

Bibliografische Information Der Deutschen Nationalbibliothek

Die Deutsche Nationalbibliothek verzeichnet diese Publikation in der Deutschen Nationalbibliografie. Detaillierte bibliografische Daten sind im Internet über http://dnb.d-nb.de abrufbar.

„Eure Nahrungsmittel sollen eure Heilmittel,
und eure Heilmittel sollen eure Nahrungsmittel sein."

- Hippokrates von Kos

Inhaltsverzeichnis

VORWORT

Dieses Buch wurde aus dem Grund geschrieben dir bei deinem Akne- und Pickel-Problem zu helfen und dem ganzen Betrug der Kosmetikindustrie entgegenzuwirken. Selbst litt ich jahrelang unter unreiner Haut und musste eine Menge lernen, um herauszufinden, wodurch schöne und glatte Haut entsteht und lang anhaltend bestehen bleibt.

Lass mich dich auf eine Reise mitnehmen, in der du erfahren wirst wie du deine Akne (sowie deine Pickel) wirklich und endgültig loswerden kannst! Egal ob du noch Jugendlicher bist oder dich bereits im Erwachsenenalter befindest. Du wirst lernen, welche Produkte du vermeiden musst, weil sie dir eher schaden als dich deinem Ziel „Aknefreies-Leben“ näherbringen. Ebenso wirst du den Menschen als holistischen, also ganzheitlichen Organismus, kennenlernen und dich mit seinen Vorgängen vertraut machen. Um vollkommen nachvollziehen zu können, welche Schritte du einleiten werden musst, um deine Akne für ein und allemal loszuwerden!

Du wirst lernen:

- Wie Akne überhaupt entsteht.
- Warum du mit keinem Produkt das von „außen“ aufgetragen wird, wirklich lang anhaltend Akne und Pickel loswerden kannst.
- Warum du stattdessen darauf achten solltest was du isst.
- Welche Lebensmittel Akne entstehen lassen.
- Welche Lebensmittel Akne entgegenwirken.
- Welche anderen Faktoren Einfluss auf deine Akne haben.

Hinweis: Fall nicht darauf herein, wenn dein Lieblings-YouTube-Star dir eine dieser kosmetischen Produkte gegen Akne empfiehlt und sie als den Heiligen Gral anpreist. Meist verbirgt sich hinter solchen Videos nur Marketing, gesponsert von Kosmetika-Herstellern, die einfach nur Verkäufe erzielen wollen.

EINLEITUNG

Akne ist und bleibt eine Hauterkrankung, die vor allem deshalb stört, weil man die Pickel und Pusteln sieht. Ist das Gesicht mit schwarzen Mitessern übersät, fühlen wir uns mies und hässlich.

In den meisten Fällen befällt uns dieser Zustand während der Pubertät. Ausgerechnet dann, wenn unsere Hormone Achterbahn fahren, wir nicht mehr so recht wissen, wer wir wirklich sind und was alles zu unserem Körper gehört, und am wichtigsten: wenn wir richtig anfangen, uns mit unserem Aussehen zu beschäftigen.

Ausgerechnet jetzt, wo unser erstes wichtiges Date bevorsteht, wo alles stimmen muss, sprießen die Pickel, rötet sich die Haut und wir werden uns bewusst, dass jeder am Ende nur diesen einen blöden, leuchtenden Pickel sehen wird. Unsere Gefühlswelt ist in Aufruhr, unser ästhetisches Auge bricht in Panik aus und wir verkriechen uns unter der Bettdecke und hoffen, dass es möglichst rasch vorbeigeht.

Wer nun glaubt, das wäre nach der Pubertät vorbei, hat sich leider getäuscht. Für Frauen heißt es nämlich für die nächsten ca. 40 Jahre, einem nie endenden Zyklus unterworfen zu sein, der ihren Hormonhaushalt im Laufe von etwa 28 Tagen einmal ganz nach oben, und dann ganz in den Keller wirft. Frauen erleiden Stimmungsschwankungen, denen sie ausgesetzt sind, ob sie wollen oder nicht. Die Brüste spannen, der Bauch zieht und der Rücken schmerzt.

Und als wäre das nicht genug, bricht die Haut mit Verunreinigungen aus. Dies geschieht in der Phase im Zyklus, wo die männlichen Hormone überhandnehmen und der weibliche Körper sich auf das Abstoßen der Uterusschleimhaut vorbereitet, also der Blutungen. Diese Nebenerscheinungen des Menstruationszyklus manifestieren sich nicht nur während der Pubertät, sondern bei gut 40 % der 20 bis 35-Jährigen alle Monate wieder auf der Haut, in Form von kleinen Pickeln bis hin zu eiternden Pusteln.

Doch falls Männer sich nun zurücklehnen mit einem zufriedenen Lächeln und dankbar dafür, dass sie ein Mann sind, muss ich diese hier gleich enttäuschen. Auch Männer sind Zyklen unterworfen. Nicht im gleichen Ausmaß wie Frauen, dafür jedoch täglich. So wachen viele am Morgen mit einem Überschuss an Testosteron auf, sind voller Tatendrang, die bis zu Aggression reicht, um dann bis zum Abend zum Lamm zu mutieren, nämlich dann, wenn ihr Hormonhaushalt Richtung Östrogen kippt. Ja genau, auch Männer haben weibliche Hormone.

Ich frage dich, lieber Leser, liebe Leserin, sind wir dem einfach ausgeliefert? Müssen wir lernen damit zu leben?

In diesem Punkt sind sich alle an diesem Thema Beteiligten einig: Nein!

Die Pharma- und Kosmetikindustrie überschwemmen den Markt mit immer neuen Mitteln und Medikamenten, machen uns Abdeckstifte und Make-up schmackhaft, preisen immer noch bessere und neue Reinigungslotionen und Cremen an – und haben unglaublichen Erfolg damit. Viele davon sind hervorragend und machen ihren Job gut. Mittlerweile hat man herausgefunden, dass auch alternative Stoffe wie Salz, Aloe Vera oder Teebaumöl gegen die lästige Akne helfen, und packt die Stoffe mit in die Mittel und Kosmetika.

Ist die Lösung also, die betroffenen Stellen – Gesicht, Ausschnitt und Rücken – mit Reinigungsmitteln zu waschen und dann Tinkturen aufzutragen?

Dermatologen haben die Haut erforscht und herausgefunden, dass die Ursache von Akne in der Überproduktion von Talg in den Talgdrüsen liegt, und, dass die Poren an der Oberfläche der Haut durch Hautschuppen verstopft werden. So können sich die Talgdrüsen entzünden und als Konsequenz sprießen die Pickel in all ihren Formen.

Die wohl häufigste Form von Akne, wie man diese Art von Hautunreinheiten medizinisch nennt, die Akne Vulgaris, legt sich wieder von selbst und ist hauptsächlich ein ästhetisches Problem. Es gibt aber auch schlimme Formen von Akne, wie die Akne Inversa, die sich, wie der Name besagt, nach innen, also in die Haut wendet. Diese spezielle Form ist sehr schmerzhaft und nicht selten bleiben Narben davon ein Leben lang sichtbar. Über diese Form habe ich bereits ein Buch geschrieben, welches Betroffenen ermöglicht, ihre Erkrankung in Remission zu setzen.

Verlassen wir für einen Moment mal die herkömmlichen Ansätze zum Thema Akne. Hier kommt ein neuer Denkansatz!

Kennst du die Theorie vom Eisberg?

Eine Theorieformulierung, die zwar vorwiegend für Kommunikationsmethoden verwendet wird, aber auch bei diesem Thema Bestand hat. Du kennst bestimmt das Bild vom Eisberg im Wasser, bei dem die kleine Spitze oben raus guckt und ca. 80 % des restlichen Eisberges unter der Wasseroberfläche schlummert?

Was wir im Gesicht, Ausschnitt und manchmal Rücken sehen, ist nur die Spitze des Eisberges. Mit diesem Bild im Kopf wird rasch ersichtlich und nachvollziehbar, dass, wenn wir oberflächlich reinigen und cremen, wir nur einen kleinen Teil des Problems zu lösen versuchen. Wir waschen quasi die Oberfläche des Eisberges. Immer und immer wieder. Doch um die ganze Problematik angehen zu können, muss man nach den Ursachen in der Tiefe, also unter der sichtbaren Oberfläche forschen und dann Wege finden, diese in ihrer Entstehung zu unterbinden oder heilen.

Eine andere Metapher ist Sisyphus

Die Geschichte ist aus der griechischen Mythologie und sehr alt. Aber sie zeigt die Handlungsweise sehr plastisch dargestellt.

Sisyphus war ein sehr cleverer Mensch, der es zweimal geschafft hatte, den Tod zu überlisten. Deshalb bekam er eine Strafe, die für alle Ewigkeit andauern sollte. Diese Geschichte steht sehr gut bildlich stellvertretend für unser Anliegen mit Akne. Sisyphus muss den schweren Stein einen Berg hochschieben. Ganz alleine, ohne jegliche Hilfsmittel und aus eigener Kraft. Der Stein ist viel größer als er und Sisyphus braucht seine ganze Kraft, um den Stein nach oben auf den Berg zu bewegen.

Doch kaum ist er oben angekommen und lässt den Stein nach getaner Arbeit los, rollt der wieder den Hang hinunter. Sisyphus geht hinterher und schiebt von Neuem. Weil er muss. Immer und immer wieder – ohne je Erfolg zu haben.

Sisyphus steht stellvertretend für all deine unermüdlichen Versuche, der Akne Herr zu werden. Mit dem einen wichtigen Unterschied: Akne ist keine Bestrafung für etwas, das du getan haben könntest. Die Geschichte steht sinnbildlich dafür, dass du dir Zeit nehmen solltest, der Sache auf den Grund zu gehen. Symptombekämpfung ist sicherlich oft gut und reicht kurzfristig aus. Um Sisyphus, stellvertretend für die Probleme mit Akne, endlich zu erlösen, müsste entweder der Berg platt gemacht werden, oder aber er findet einen Keil, der den Stein nicht mehr nach unten rollen lässt.

Mit andern Worten: du musst den Ursprung deiner Akne finden und erkennen, um danach die notwendigen Veränderungen (Anpassungen) für deinen gesamten Körper und Organismus angehen zu können.

Dieses Buch soll Anregungen zum Nachdenken und Handeln geben. Die Arbeit der Ärzte und Dermatologen insbesondere soll nicht im Widerspruch stehen. Es ist eine Erweiterung und holistische Betrachtungsweise des Menschen.

Bevor wir uns mit den Fakten und Möglichkeiten auseinandersetzen, denk als letzten Ansatz mal für einen Moment über folgendes nach:
Gesellschaftlich hat unsere Spezies eine unglaubliche Entwicklung erlebt. Lass uns ein paar historische und gesellschaftliche Aspekte anschauen.

Seit Abertausenden von Jahren lebt der Mensch auf diesem Planeten. Er hat sich enorm verändert und weiterentwickelt. Und doch sind die Grundlagen immer noch dieselben wie damals. Menschen werden gezeugt, geboren und wachsen auf. Und schon immer wurden aus Kindern Erwachsene. Der Lauf der Dinge, die Pubertät und damit die hormonelle Umstellung vom Kind zum Erwachsenen, hat stattgefunden damals wie heute.

Was aber war damals anders?

Nun, zum einen wissen wir heute zu wenig über allfällige Hautprobleme unserer Vorfahren. Wir wissen aber, dass die hygienischen Zustände bei Weitem nicht den unsrigen entsprachen. Man konnte nicht jeden Tag duschen und frische Kleider tragen. Der Körper musste sich also quasi selbst schützen und Schadstoffe und Krankheiten vom Leibe fernhalten.

Ganz abgesehen davon hatte man zudem weder die Möglichkeiten noch die Zeit für intensive Körperpflege, wie wir sie heute kennen und betreiben.

Ein anderer Aspekt war die Lebensweise an sich. Man hatte damals noch keine Autos, keine Handystrahlungen, kein Ozonloch, welches die UV-Strahlen um ein Vielfaches verstärkt, etc. Ohne Elektrizität konnte man zwar wohl die ganze Nacht aufbleiben, doch Discos, Clubs und andere Entertainmentmöglichkeiten kannte man noch nicht. Viele Völker standen mit der Sonne auf und gingen früh wieder zu Bett. Das hatte nicht nur den Grund des Mangels an Elektrizität, sondern auch wegen der Arbeit.

Erst die moderne Gesellschaft verbringt so viel Zeit mit körperlichem Nichtstun. Wir haben uns in den letzten 100 Jahren von einer *physisch* arbeitenden zu einer *geistig* arbeitenden Gesellschaft gewandelt.

Früher wurde der Körper physisch beansprucht. Durch die Arbeit, durch die täglichen Notwendigkeiten wie Nahrungsbeschaffung und Nahrungsverwertung, Haus- und Hofarbeiten, war Freizeit viel knapper, wenn überhaupt existent. Mit andern Worten, der Körper war ständig in Bewegung und damit der Stoffwechsel angetrieben. Wir verbrannten damals viele Kalorien, nur um durch den Tag zu kommen. Der heutige Mensch muss sich die physische Aktivität selbst organisieren, denn der Anteil an körperlicher Bewegung im Alltag ist viel zu klein. Bereits der Ansatz, mit dem Fahrrad zur Arbeit zu fahren, oder zu Fuß zum Einkaufen zu gehen macht für den Körper einen großen Unterschied.

Heute buchen wir Sportkurse oder gehen ins Fitnessstudio. Die Regel besagt, wer dreimal die Woche für mindestens eine Stunde den Körper herausfordert bleibt gesünder. Bewegung, und das wirst du später noch lesen, kurbelt den Stoffwechsel an, welcher wiederum eine sehr prominente Rolle spielt, nebst der Ernährung, um den Organismus in Schwung zu halten.

Zurück zu früher. Ein letzter, aber wahrscheinlich nicht ganz unbedeutender Aspekt ist, dass Nahrung eher knapp und einseitig war. Man aß, was die Jahreszeit hergab. Mit dem Aufkommen von richtigen Kühlschränken und Tiefkühlern konnte man sich Reserven anlegen. Vor der Zeit, wo man das ganze Jahr über alle Lebensmittel kaufen konnte, waren auch diese während der Wintermonate nicht sonderlich vitaminreich. Daher ist es nicht erstaunlich, dass der Anteil an Armut und Hunger damals viel größer war als heute. Vor 100 Jahren forderte das Leben jedes Individuum heraus und nur die Robusten konnten überleben.

Wurde jemand krank, gab es keine Apotheke gleich um die Ecke mit 24h-Schalter, wo man sich die neusten Medikamente der großen Pharmakonzerne kaufen kann. Also nahm man, was man zur Hand hatte. Man machte Umschläge mit Kräutern, Tee und Tinkturen aus Blüten und Wurzeln. Es gab es auch spezielle Heilungsmethoden wie Aderlass oder solche Sachen.

Und heute?

Nun, wir haben sehr viele Fortschritte gemacht. Und das ist auch toll!

In den westlichen Ländern leben wir in der großen Mehrheit in gut isolierten und trockenen Wohnungen und Häusern, haben einen vollen Kühlschrank und fließendes Wasser. Unsere Unterkünfte haben ein Badezimmer mit Dusche oder Badewanne und es steht uns offen, wann immer wir wollen, unserer Körperhygiene nachzugehen.

Der Alltag beansprucht uns immer noch sehr, aber auf eine ganz andere Weise. Heute orientieren wir uns an der Dienstleistungsgesellschaft, also geisteslastig.
In den letzten paar Jahren oder Jahrzehnten hat der Fortschritt der Gesellschaft eine exponentielle Entwicklung durchlaufen. Und die hinterlässt ihre Spuren.
Heute müssen wir unseren Körper nicht einmal mehr anstrengen, wenn wir einkaufen wollen. Im Gegensatz zu unseren Großeltern, die doch immerhin noch zum Einkaufen gehen mussten und die Waren nach Hause bringen/tragen mussten, können wir bequem vom Sofa aus online bestellen.

Dieser Fortschritt ist toll, doch stellen wir uns für einen Moment diese Frage:

Bewegen wir uns heute noch gleichviel wie frühere Generationen und beanspruchen dadurch den Körper gleich? Führen wir unserem Körper immer noch gesunde, verträgliche und frisch zubereitete Nahrung zu, in dem Maße, wie wir auch Energie verbrennen?

Die Antwort ist traurigerweise **nein**.

Wir haben teilweise vergessen auf unser innerstes Selbst zu hören, nämlich unseren Körper und Organismus.

Die Haut und ihre Akne-Erkrankung ist eine sichtbare Form, dass das Gleichgewicht im Körper nicht mehr stimmt. Du wirst auf den folgenden Seiten einfach erklärt bekommen, wie die verschiedenen Faktoren zusammenhängen.

Zuerst wirst du dein Wissen vertiefen und auffrischen, um dann in der Analyse zu lernen, wie du deine Haut verbessern kannst, ohne viel ändern zu müssen. Nebst deiner Haut kannst du so grundsätzlich deinen Körper gesünder machen, vielleicht auch überschüssige Kilos verlieren und neue Energie entdecken. Ernährungsumstellung ist eine langfristige Verbesserung deiner Gesundheit und du kannst möglichen Krankheiten vorbeugen, indem du diesen gar nicht erst eine Chance gibst.

Im letzten Teil bekommst du konkrete Umsetzungsvorschläge und Rezept-Beispiele.

Ich wünsche dir viel Spaß und viel Erfolg bei der ganzheitlichen Heilung von Akne in drei Schritten.

KAPITEL 1: ERKENNEN / WISSEN (Schritt 1)

Um das Problem Akne zu verstehen, müssen wir unseren Körper kennenlernen und verstehen, wie er funktioniert.

Der menschliche Organismus

Grundsätzlich muss festgehalten werden, dass der Organismus ein immens komplexes Zusammenspiel verschiedenster Akteure ist. Keines unserer Organe existiert und funktioniert „nur aus und für sich selbst gestellt“. Es ist ein stetiges Zusammenspiel. Wenn wir eine Erkrankung erleiden, ist immer der ganze Körper daran beteiligt. So sind zum Beispiel bei einer Erkältung oder Grippe nicht nur die Nasen- und Stirnhöhlen befallen, sondern das ganze Immunsystem fällt aus dem Gleichgewicht. Der Körper erkennt einen Störfaktor und bekämpft ihn auf verschiedenen Ebenen. Er produziert vermehrt Schleim, um die Bakterien oder Viren aus dem Körper auszuscheiden. Diese erhöhte Aktivität braucht Energie, was die Körpertemperatur ansteigen lässt. Wir erleben dies wiederum als Fieber. Da der Körper Mehrarbeit leisten muss, also in Alarmbereitschaft ist, und sich quasi auf die Problemherde konzentriert, wird dem restlichen Körper Energie abgezogen und als Konsequenz fühlen wir uns schlapp und krank.

Wie oft bekämpfst du solche Symptome mit einem starken Grippemittel und machst im Alltag genauso weiter wie bisher? Sehr oft, denke ich, wie wir alle.

Heute können wir es uns „nicht leisten" am Arbeitsplatz zu fehlen und oft ist die Angst, beim Fernbleiben vom Arbeitsplatz, mit dabei, dass wir unsere Anstellung verlieren. Über die Konsequenzen davon wollen wir gar nicht erst nachdenken.

Faktoren wie regelmäßiges und ausreichendes Schlafen, genügend gesunde Flüssigkeit, ausgewogene Ernährung und mindestens drei Stunden Bewegung oder Sport pro Woche sind weitgehend bekannte Aspekte, damit wir gesund sind und uns auch so fühlen. Dennoch halten sich die meisten Menschen nicht daran.

Als eine weitere Ebene kommen die psychischen Faktoren dazu, die uns zufrieden, glücklich und ausgeglichen sein lassen – oder eben nicht. Was hat das alles aber mit Akne zu tun? Soll das heißen, wenn ich genügend Sport treibe, mich gesund ernähre und genügend Flüssigkeit zu mir nehme, erleide ich keine Akne?

Nicht ganz, aber zu einem großen Teil ja.

Was genau ist Akne und warum bekommt man Akne? Welche sind nun also die Hauptakteure in Sachen Akne? Schauen wir uns diese mal etwas genauer an:

Die Haut als Organ

Die Haut ist das größte Organ unseres Körpers. Sie ist das am meisten und direktesten den verschiedensten Einflüssen ausgesetzte, und das einzig für uns sichtbare Organ.

Die Haut ist zwei verschiedenen Formen von Einflüssen ausgesetzt:

Äußere Faktoren

Zum einen die Einflüsse von außen, also Temperatur, Luftverschmutzung, Lebenswandel, etc.

Wir spüren bereits die geringste Veränderung der Temperatur. Kennst du die Situation auch, dass du im Sommer nur im T-Shirt aus dem Haus gehst, und dann gegen Abend, wenn die Sonne in ihrer Kraft nachlässt, zu frösteln anfängst? Das, obschon es immer noch angenehme 20 Grad sind. Bereits der Wechsel zwischen direkter Sonne und Schatten ist für alle gut spürbar. Oder wenn du im Winter nur kurz vor die Tür gehst, um den Müll nach unten zu bringen? Dann zieht sich deine Haut so eng wie möglich zusammen und du hast „Hühnerhaut“. In solchen Momenten versucht die Haut, möglichst viel Wärme des Körpers zu behalten.

Hast du gewusst, dass wir über den Kopf, also die Kopfhaut, 30 % der Körperwärme verlieren? Deshalb lohnt es sich, im Winter eine Mütze zu tragen.

Aber zurück zum Thema:
Der Körper überzieht die gesamte Haut mit feinsten Härchen, welche die Funktion einer Klimaanlage, also der Wärmeregulierung haben. Sie schützen sowohl vor Kälte, aber auch vor Hitze, zusammen mit den Schweißdrüsen,

die ihr Sekret als Film über die Hautoberfläche legen und so den Körper vor Überhitzung schützen. Rasieren wir beispielsweise unseren ganzen Körper aus Schönheitsgründen, berauben wir ihn unbemerkt einer wichtigen Funktion und setzen uns vielen unsichtbaren Gefahren aus. Doch nicht nur die Härchen auf der Haut sind als Schutz und Regulatoren da, auch wie wir die Haut an sich behandeln, ist wichtig.

Was wir auf unsere Haut auftragen, zum Beispiel, wie wir sie vor UV-Strahlen in Sonnencremen schützen, wie wir die Feuchtigkeit aufrechterhalten, etc. lässt die Haut entweder erstrahlen und elastisch anfühlen, oder aber austrocknen und spannen. Haut, die der Sonne ungeschützt ausgesetzt wird, kann Verbrennungen und Krankheiten bis hin zu Krebs erleiden.

Innere Faktoren

Aber nicht nur die äußeren Einflüsse, sondern auch das Innenleben unseres Organismus wirkt sich auf die Haut aus. Wir haben gelernt, dass die Haut eines der Organe ist, welches Schadstoffe aus dem Körper transportiert. Dadurch, dass sie mit unzähligen Blutäderchen und Nervenzellen versehen ist, reagiert sie sehr sensibel auf unseren organischen Zustand, aber auch unser psychisches Befinden lässt sich an der Haut ablesen.

Wer kennt das nicht? Wenn wir erschrecken, zuckt der Körper zusammen. In dem Moment geschieht in uns drinnen etwas sehr Spannendes. Der Organismus wird in totale Alarmbereitschaft versetzt. Die Muskeln spannen sich an, damit wir die Flucht – oder den Kampf – aufnehmen könnten. Das Blut konzentriert sich vorwiegend auf Herz und Lunge, denn sie sind die grundsätzlichen Organe, die den ganzen Körper aufrechterhalten. So ist es also gut möglich, dass du nach einem großen Schrecken fast blutleere Hände hast und erst mit der allgemeinen Entspannung wieder Leben in die Extremitäten kommt. Für die Haut heißt das, dass sich die Poren bei Angst zusammenziehen. Ein kleiner Schutzschild vor dem, was da kommen mag. Schweißperlen signalisieren ebenfalls, dass der Körper in Alarmbereitschaft ist. Nur in entgegengesetzter Richtung. Sie zeigen an, dass der Körper „Überstunden" macht und unter Druck ist. Druck / Stress erzeugt Energie, also Wärme, und deshalb muss der Körper seine Klimaregulation einschalten. Auch Schmerzen lösen solche Reaktionen aus. Oft kommt erst die Anspannung im Körper und wenn der Schmerz nachlässt, sind wir erschöpft und müde.

Je nachdem, welchen Gemütszustand wir durchleben, sondern die Schweiß- und Talgdrüsen unterschiedliche Pheromone (Duftstoffe) aus. Deshalb riechen wir anders nach getanem Sport, als wenn wir eine heikle Situation durchlebt haben. Du kennst sicher den Ausdruck „Angstschweiß".

Zusammengefasst

Die Aufgabe der Haut ist also sehr vielfältig. Sie ist unser Schutzschild. Sie reguliert unsere Körpertemperatur und ist eines der Organe, welches Schadstoffe aus dem Körper transportiert. Und genau da sind wir bei Akne.

Wie entsteht nun aber Akne?

Die Haut ist – wie wir bereits gesehen haben – mit unzähligen Nerven ein enorm empfindsames Organ. Sie ist in drei Schichten aufgebaut. In der mittleren Schicht befinden sich die Schweißdrüsen, welche ihrem Namen nach den Auftrag haben, die Körpertemperatur zu regulieren. Wenn wir schwitzen sondern sie eine Flüssigkeit ab, den Schweiß, um die Körperoberfläche damit zu kühlen. Auch die Härchen auf der Haut haben einen regulierenden Auftrag. Die legen eine Wärmeisolation über den Körper und funktionieren wie eine Klimaanlage. Zudem sind sie ein Lichtschutz für die Haut und schützen vor diversen Umwelteinflüssen. Jedes einzelne Härchen ist mit einer mikrofeinen Schicht Talg umgeben. Und genau da liegt der Ursprung von Akne. Wird zu viel Sekret in den Talgdrüsen gebildet, verstopfen diese und entzünden sich.

Klinisch ausgedrückt definiert sich Akne wie folgt:

Eine vorwiegend in der Jugend auftretende, in der Regel harmlose Erkrankung der Haut, bei der sich Pickel, Pusteln und Mitesser (Komedogen) bilden. Dies ist die Folge einer übermäßigen Sekretbildung der Talgdrüsen, wodurch diese verstopfen und sich nachfolgend entzünden.

Hauptschauplatz: Die Hormone

Dafür gibt es verschiedene Gründe. Am häufigsten ist es eine Folge der hormonellen Umstellung des Körpers im Prozess vom Kind zum Erwachsenen.

Die Hormone regulieren den Wandel zum geschlechtsreifen Menschen. Bei den Jungs wird durch das Ausschütten von Androgenen (männliche Hormone) der Muskelaufbau, Bartwuchs und die Kraft gewaltig erhöht. Die Stimme fällt und endlich zeigt das Krafttraining Wirkung. Die Mädchen werden von Östrogenen (weibliche Hormone) überschwemmt. Dadurch verändert sich die Figur und der Menstruationszyklus und damit die Fortpflanzung wird in Gang gesetzt.

Androgene regen die Sekretbildung an, was dann dazu führt, dass die Talgdrüsen verstopfen. Wenn sich nun auch noch Bakterien ansiedeln, entzünden sich die Talgdrüsen. Je mehr Androgene eine Person hat, umso größer ist die Talgproduktion, also die Verstopfungs- und Entzündungsgefahr – und damit Akne. Da Jungs vermehrt Androgene produzieren, leiden sie meistens auch mehr unter Akne. Aber auch bei Mädchen tritt Akne auf. Sie laufen Gefahr, die Akne zu verschlimmern, indem sie dicke Schichten Make-up auftragen und damit die Poren auch wieder verstopfen.

Nebenschauplätze

Neben den Hormonen als Hauptakteur für Akne gibt es aber noch einige andere Faktoren, die Akne begünstigen oder hervorrufen.

Kosmetika

Kosmetika sollen unsere Erscheinung verschönern.

Doch haben sie oft die negative Eigenschaft, dass sie von außen die Drüsen verstopfen und damit eine Entzündung ermöglichen. Wir schauen uns das später noch etwas genauer an.

Medikamente und Nikotin

Medikamente, v. a., wenn Kortison darin enthalten ist, begünstigen auch wieder das Verstopfen der Drüsen. Dass Rauchen nicht gesund ist, muss nicht weiter erläutert werden. Nebst seinen primären schädlichen Eigenschaften verengt auch Nikotin die Poren und wiederum werden Entzündungen begünstigt. Genauso wie die Durchblutung der Haut geringer wird, wodurch die Haut langsamer befallene Aknestellen abheilen kann.

Psychische Belastungen

Einen nicht zu unterschätzenden Einfluss auf die Gesundheit der Haut hat die psychische Belastung und Stress. Solche Belastungen lassen den Körper sich zusammenziehen, was wiederum den gleichen Effekt hat wie oben genannt. In der Pubertät, aber auch später ist die psychische Belastung und deren Schwankungen ein wichtiges Thema. Wie oft lassen wir uns wegen unserer Schul- oder Arbeitskollegen unter Druck setzen? Wie wichtig ist es, mit den Gleichaltrigen mithalten zu können? Was, wenn die/der Auserwählte mich hässlich findet? Wie du oben gelesen hast, signalisiert unsere Psyche (wie wir uns fühlen) dem Körper, ob wir im Gleichgewicht sind oder nicht.

Tipp: Beobachte mal deine Haut über einen längeren Zeitraum und versuche anhand der Ausschläge zu erkennen, ob es deiner Physe und Psyche gut geht.

Ernährung

Nicht zuletzt ist es auch unsere Ernährung, die einen großen Einfluss auf unsere Gesundheit – und damit auch auf unsere Haut hat. Dazu kommen wir später noch ausführlicher.

Zusammengefasst:

Akne ist also eine sehr komplexe Sache. Sie ist der sicht- und spürbare Spiegel unseres physischen und psychischen Wohlbefindens. Um Akne loszuwerden und zu bekämpfen ist es wichtig zu verstehen, wie unser Körper funktioniert. Weiter müssen wir akzeptieren, dass unsere Haut uns sehr genau aufzeigt, wie unser Zustand tatsächlich ist, denn die Haut lügt nicht.

Machen wir uns also auf den Weg, den Körper verstehen zu lernen und die wirklichen Ursachen anzugehen. Alles andere ist nur Symptombekämpfung und wird keine anhaltende Heilung bringen.

Kommt dir das bekannt vor?

„So kann ich nicht rausgehen!"

Kennst du diese Situation?

Diesen Hilfeschrei haben wir alle schon aus dem Bad gehört. Dann legen wir eine austrocknende Creme auf und decken danach mit einer Tonne Make-up ab. Der Abend ist gerettet. Doch am nächsten Morgen kommt das schlimme Erwachen. Die Pusteln haben sich noch mehr entzündet und schmerzen.

Wir salben, quetschen, stechen, reiben, schrubben und cremen. Meistens mit dem Ergebnis, dass wir danach noch viel schrecklicher aussehen und unser Selbstwertgefühl im Keller landet. Wer kennt die Geschichten nicht, wie man Akne loswerden kann! Sie variieren von Zitronensaft bis Kaugummi als äußere Anwendungsmöglichkeit oder aber von Essig trinken bis Teebaumöl zur inneren Anwendung.

Auch die Pharma- und Kosmetikindustrie werden nie müde, immer wieder neue Produkte zur Reinigung und Bekämpfung von Akne auf den Markt zu bringen.

Nicht alles, was auf den Markt kommt und uns als Heilmittel angepriesen wird, ist grundsätzlich schlecht. Doch wird dadurch nicht das Problem, die Ursache, behandelt, sondern die ‚unschöne' sichtbare Seite bekämpft – das Symptom. Das Problem bleibt unter der Haut bestehen.

„Porentiefe Reinigung“

Viele Reinigungsmittel versprechen, die Haut bis in die Poren zu reinigen. Doch wenn du dir vor Augen führst, wie die Haut aufgebaut wird, erkennst du rasch, dass selbst die aggressivste Reinigung nur die Oberfläche der Haut behandeln kann.

Auch Dampfbäder, die durch Wärme und Feuchtigkeit die Poren öffnen, können dich nicht von Akne befreien. Sie helfen sicher, dass die Mitesser durch das Erweitern der Poren einfacher austreten können. Eine angenehme Variante ist, nach einem Gesichtsbad mit Dampf eine Schlammmaske aufzutragen, die durch ihren Klebstoff in die erweiterten Poren eindringt und beim Abnehmen die Mitesser mitnimmt. Dadurch ist das kosmetische Problem für den Moment behoben. Vergiss aber nicht, die Poren nach der Behandlung mit einem kühlen Tuch oder Wasser wieder zu verschließen. Warum das? Weil sonst Schadstoffe aus der Luft in die Haut eindringen und den Prozess der Entzündung gleich wieder in Gang setzen. Fatal wäre vor allem auch, wenn du nach der Reinigung eine fettige Creme aufträgst. Damit wären die Poren umgehend wieder verstopft.

Musst du also einfach durch die Zeit der Pubertät mit schlechter Haut leben? Gibt es keine wirksame Hilfe? Doch es gibt Hilfe.

Dafür müssen wir uns aber nochmals mit unserem Organismus auseinandersetzen und quasi am anderen Ende des Körpers ansetzen.

Kampfansage in drei Farben

Sie müssen raus! In der Apotheke hast du eines der Instrumente gekauft, das helfen soll, die Mitesser „fachgerecht“ auszuquetschen. Denn: was aus dem Körper raus muss, soll auch raus. Du stehst zu Hause vor dem Spiegel und drückst einen Mitesser nach dem andern aus. Mit dem Instrument kann man sogar die gelben ausquetschen.

Deine Freunde haben dir erklärt, dass man bei den gelben so lange drücken muss, bis reines Blut kommt. Dann ist der Pickel sauber. Also drückst du, was das Zeug hält. Das Ergebnis ist bunt: das Taschentuch ist übersät mit schwarzen und gelben, dein Gesicht hat ebenso viele rote, Flecken. Jetzt noch eine starke Reinigungslotion, die brennt und desinfiziert. Zum Schluss eine extra für Akne gekaufte Creme. Die Gesichtshaut ist nun zwar porentief rein und frei von Mitessern und schlimmeren, doch kann diese Aktion nur dann gemacht werden, wenn man zu Hause bleiben kann. Denn die Rötungen dauern ein paar Stunden an, und je nachdem siehst du nach deiner Gesichtsbehandlung schlimmer aus als zuvor.

KAPITEL 2: ANALYSIEREN (Schritt 2)

Wir wissen nun, dass unser Körper sowohl auf innere als auf äußere Einflüsse reagiert. Fassen wir zusammen: Es sind sowohl äußere Faktoren als auch innere dafür verantwortlich, ob und wie ausgeprägt Akne auftritt.

Ein Teufelskreis gut gemeint

Wir sind es gewohnt, zum Beispiel bei Kopfschmerzen eine Tablette dagegen einzunehmen. Tablette rein, Kopfschmerzen weg. So halten wir es seit Jahrzehnten mit vielen Aspekten: wir bekämpfen die Symptome. Wenn wir es aber versäumen, an die Ursachen zu kommen und diese zu ändern, werden wir unsere Probleme nie wirklich ganz los. So auch bei Akne. Oft waschen wir die befallenen Regionen mit starken Mitteln, weil wir der Ansicht sind, dass die Mitesser und Pickel so „von außen nach innen“ weggeschrubbt werden können. Um die Haut wieder zu beruhigen, tragen wir dann fetthaltige Cremen auf, um die Haut wieder geschmeidig zu machen. Der Aufwand ist groß und oft teuer und das Ergebnis lässt auf sich warten. Anstatt eine schöne Haut zu erhalten, wird es immer schlimmer.

Warum das?
Wie wir vorhin gesehen haben, wird unsere Haut durch eine mikrofeine Schicht Talg geschützt. So ist es ihr möglich, Schad- und Giftstoffe aus dem Körper hinaus zu transportieren.

Verletzen wir diese Schicht und überdecken sie womöglich noch mit Cremen, ist die Balance der Haut gestört und die Poren verschließen und verkleben sich. Der Körper bekommt den Auftrag, vermehrt Talg zu bilden, damit die Membran wiederhergestellt werden kann. Der Effekt? Es wird mehr Talk produziert, doch die Poren sind mit Cremen überdeckt und der Talg kann nicht abfließen. Dadurch entwickeln sich Mitesser. Kommen dann noch Bakterien dazu, entzünden sich die Mitesser und werden zu eiternden Pickeln.

Und wie reagieren wir darauf? Wir waschen noch eifriger – oft mit noch schärferen Mitteln – und beginnen so einen Teufelskreis. In unserer sich steigernden Verzweiflung suchen wir schließlich einen Arzt auf, der uns möglicherweise mit Medikamenten und kortisonhaltigen Cremen eindeckt. Und so geht es immer weiter. Die Einzigen, die davon profitieren, sind die Hersteller der Produkte.

Dazu noch die Hormone

Von innen werden wir mit Hormonen überschüttet, die dich als Teenager Achterbahn fahren lassen, welche wiederum deine Stimmung und Körperwahrnehmung beeinflussen. Selbst als junge Erwachsene ist man diesen Schwankungen weiterhin ausgesetzt. Frauen noch mehr als Männer, da der Menstruationszyklus ein sich ständig wiederholender Wechsel zwischen weiblichen und männlichen Hormonüberschüssen ist. Meistens dauert es Jahre, bis sich dieser Zyklus eingespielt hat – und bis Frauen die Anzeichen lesen und damit ihren Körper verstehen können.

Welche Frau kennt das nicht, dass sie quasi aus dem Nichts Heißhunger-Attacken hat, denen sie einfach nicht widerstehen kann. Dann, ein paar Tage später setzen die Blutungen ein, und der Körper entspannt sich wieder. Oft leiden Frauen in den Tagen vor der Menstruation unter Akne, selbst wenn sie sonst eine reine Haut haben.

Doch auch Männer unterliegen einem Hormonzyklus. Entgegen dem der Frauen, der in der Regel 28 Tage dauert, sind sie einem täglichen Hormonzyklus unterworfen. Am Morgen streit- und kampfeslustig, am Abend zahm wie ein Lamm. Und das jeden Tag. Testosteron lässt den Mann in seiner archaischen Art stark und kampfbereit erscheinen und viele Männer definieren sich oft über Muskelmasse und Kraft. Dazu gehören die Ganzkörperbehaarung und ein „Allzeit-Bereit" sein. Das wiederum setzt den Körper unter Dauerstress, was wiederum auf der Haut sichtbar wird.

Sind wir unserem Körper einfach ausgeliefert? Müssen wir da durch, ohne dass wir Erleichterung finden können?

Schlimmer noch, in der heutigen Gesellschaft sind wir keine Jäger und Sammler mehr, die Rollenverteilungen sind aufgehoben und schon in einem sehr jungen Alter sind wir den Mühlen der Gesellschaft ausgesetzt. Unser Alltag wird durch hohe Leistungsfrequenzen und entsprechende Effizienz bestimmt. Wer nicht mithalten kann, wird rasch zum Loser abgestempelt und aufs Abstellgleis der Gesellschaft geschoben. Um mithalten zu können, übergehen wir oft die Bedürfnisse unseres Körpers und tun alles, damit wir in die Gesellschaft von heute und deren Anforderungen passen.

„Doch was kann ich anders machen?“

Viel!

Nehmen wir uns Zeit, den Menschen als holistischen, also ganzheitlichen Organismus zu betrachten und analysieren wir die Vorgänge, und wie sie zusammenhängen in Kürze, damit du später auch vollkommen nachvollziehen kannst, warum du bestimmte Dinge tun werden musst, um deine Akne loszuwerden:

Der Körper, die Seele und die Energie

Es sind keine neuen Erkenntnisse, zu sagen, dass der Körper sich selbst der beste Spiegel ist. Wir fühlen uns nur dann gut, gesund, effizient und schön, wenn alle drei Aspekte im ‚grünen Bereich' liegen.

Ist der Körper gesund, fühlen wir uns gut.
Ist die Seele im Lot, fühlen wir uns zufrieden
und glücklich. Ist die Energie aufgeladen,
sind wir voller Tatendrang.

Aufgrund dieser Erkenntnisse ist es leicht nachvollziehbar und verständlich, dass, wenn nur eines der Drei nicht im Lot ist, der ganze Mensch nicht ausgeglichen ist.

Nehmen wir nun den Körper etwas genauer unter die Lupe. Was der Mensch sieht und spürt, kann er benennen und analysieren. Ein Beispiel: Haben wir einen tiefen Schnitt im Finger, sehen wir das Blut und verbinden den Finger sogleich.

Wir wissen, dass der Körper nun Blut gerinnende Stoffe durch die Blutbahnen jagt, die die Wunde verkleben und verkrusten, damit die Haut sich darunter erholen kann und zusammenwächst. Danach wird die Kruste abfallen und wir sehen einen wieder geheilten Finger. Doch in unserem Körper laufen ununterbrochen eine unzählbare Menge von Prozesse ab, von denen wir nur sehr wenig mitbekommen. Wir atmen kaum je mit dem Bewusstsein, was genau in uns passiert, wenn wir ein- und ausatmen. Wir werden dessen erst dann wieder bewusst, wenn das Atmen schwerfällt, also dieser Prozess nicht mehr so läuft, wie er sollte.

Ein anderer, sehr wichtiger Prozess ist unsere Verdauung. Hand aufs Herz, wie oft denkst du daran? Wohl in etwa so häufig, wie wir alle – fast nie. Erst wenn der Bauch schmerzt und das Gedärme verkrampft. Dann wissen wir wieder, wie wichtig auch dieser Prozess in unserem Körper ist.

Warum ist die Verdauung aber relevant für Akne?

Darmgesundheit und Akne

Schon vor gut hundert Jahren hat der Kurarzt F.X. Mayr den Darm mit den Wurzeln einer Pflanze verglichen.

„So wie eine Pflanze nur mit gesunden Wurzeln in einem guten Boden gedeihen kann, so ist eine gute Verdauung wichtig für die menschliche Gesundheit. Vom gesundheitlich hochwertigsten Essen kann der Mensch nur profitieren, wenn die Nährstoffaufnahme im Darmtrakt gut funktioniert.

Zudem spielt der Darm auch für das Immunsystem und die Psyche eine entscheidende Rolle." - Kurarzt F.X. Mayr

Was bedeutet das nun im Zusammenhang mit Akne und warum ist dies wichtig? Schauen wir genauer hin.

Über die Ernährung führen wir dem Körper alle zum Leben notwendigen Stoffe zu. Es ist die Aufgabe des Verdauungstraktes, diese an der richtigen Stelle aufzuteilen und dem Körper zuzuführen – oder aber, zu entscheiden, dass sie dem Körper nicht guttun, und sie dann wieder ausführen. Das passiert sowohl über den Darm, aber auch über die Nieren, die Blase – und die Haut. Mit diesem Wissen erstaunt es nicht, dass unsere Haut sehr sensibel darauf reagiert, was wir essen und trinken.

Der Darm kurz erklärt

Der Darm ist mit seinen gut 6,5 m Länge und 30-40qm Resorptionsoberfläche (Stoffaufnahmefläche im biologischen System), also etwa dem 20-Fachen der Körperoberfläche eines der größten Organe unseres Körpers. Die Fläche des Darms entspricht in etwa zehn Tischtennisplatten.

Probiotische Bakterien sorgen im Darm dafür, dass die Verdauung und der Abtransport von Giftstoffen, sowie die Aufnahme wichtiger Vitamine und Spurenelemente geregelt werden. Die Darmzoten und –Bakterien brauchen je nach Speisen zwischen 20 und 60 Stunden, bis sie alles prozessiert haben. Sie sortieren, spalten auf, verarbeiten und verwerten die zugeführten Nährstoffe.

Dabei arbeitet der Darm mit dem Lymphsystem und dem Blutkreislauf zusammen. Zum Schluss scheidet der Darm die nicht verwendeten Stoffe wieder aus. Um den Darm gesund und aktiv zu halten, ist die Zufuhr von genügend Flüssigkeit sehr wichtig. Auch immer wieder basische Nahrungsmittel zu essen, hilft der Darmgesundheit.

Wieso beeinflusst der Darm nun aber die Haut?

Der Darm hat wichtige Aufteilungs- und Ausscheidungsfunktion. Ist dieses Gleichgewicht gestört, führt dies zu einem kranken Darm, der seine Aufgaben nicht mehr erfüllen kann. Wenn er also seine Aufgaben nicht mehr erfüllen kann, müssen die Rückstände des Stoffwechsels sowie Säuren verstärkt über die Haut ausgeschieden werden. Das wiederum überfordert die Möglichkeiten der Haut und sie kommt in eine Stresssituation. Wir haben schon darüber gesprochen, was geschieht, wenn die Haut in Stress kommt. Sie schüttet vermehrt Schweiß und Talg aus, was wiederum zu Verstopfungen der Poren führt. Und schon ist der nächste Akne-Schub in den Startlöchern.

Akne kann sich auch aufgrund einer Allergie oder einer Nahrungsmittelunverträglichkeit entwickeln. Eine erfolgreiche Akne Behandlung findet demnach nicht nur äußerlich, sondern vor allem über das Innenleben des Körpers statt.

Unsere Ernährung

Wie bereits erwähnt ist es sehr wichtig was wir essen und hat großen Einfluss darauf, wie wir uns fühlen. Unsere heutige oft ungesunde und sehr rasche Ernährung ist eine wichtige Ursache für einen kranken Darm – und damit überforderte Haut.

Dies aus zwei einfachen und offensichtlichen Gründen:

1. Nimm dir Zeit für deine Mahlzeiten! Wenn wir unter Zeitdruck „rasch" etwas essen, damit der Körper gesättigt ist, tun wir dem Körper keinen Gefallen, sondern versetzen ihn wieder unter Stress – weil die Notwendigkeit der Nahrungsaufnahme nicht mit unserem Leistungsstress zusammenpasst. Was Stress für den Körper und insbesondere für Akne bedeutet, haben wir schon besprochen. Unter Zeitdruck verschlingen wir die Nahrung mehr, als dass wir sie kauen und genießen. Kauen wiederum ist eine Vorarbeit für den Verdauungstrakt, sich auf seine Aufgabe der Aufteilung und Zuführung der verschiedenen Stoffe an die entsprechenden Organe vorzubereiten. Schlingen wir also wie Hunde die Mahlzeit herunter, kann der Körper seine wirklichen Aufgaben gar nicht übernehmen und wird unweigerlich „Fehler machen". Durch genüssliches Essen mit Zeit regen wir den Verdauungstrakt an und er wird viel differenzierter arbeiten.

Es sind also zwei Faktoren, die uns nicht guttun: ***Stress*** und ***Zeitmangel***.

2. Nahrung wie Fast Food oder Mikrowellen-Essen und andere „vorproduzierte“ Menüs, enthalten Stoffe, die unserem Organismus nicht guttun. Oft ist zu viel Zucker, auch versteckter, in solchen Nahrungsmitteln, wie auch Zusatzstoffe, die eine Mahlzeit länger haltbar machen, enthalten. Selbst ein Salat bei einem der vielen Fast-Food-Ketten hat Zucker in der Soße. Fälschlicherweise denken wir, wir würden etwas gesundes Essen, doch dem ist leider nicht so. Dazu kommt, dass uns solche Nahrungsmittel oder Ernährungsmethoden nur sehr kurzfristig sättigen und wir schon bald wieder Hunger verspüren. Sehr oft greifen wir dann zu Süßwaren. Daher sollten wir wann immer möglich auf solche Menüs verzichten und gesunde Nahrung zu uns nehmen.

Tipp: Koche zu Hause mehr als du für die Mahlzeit brauchst und nimm eine Portion mit zur Arbeit.

Gibt es eine konkrete Akne-Diät?

Nein. Da jeder Mensch anders ist in seinen Veranlagungen, kann man nicht generell eine Diät machen. Es ist vielmehr ein generelles Überdenken der Ernährungsgewohnheiten. Untersuchen wir etwas genauer, was mit dem Körper geschieht, wenn wir etwas essen. Vergessen wir dabei nicht, welche Wechselwirkung die Verdauung mit der Haut hat.

Sobald wir etwas essen, aktivieren wir folgenden Prozess: der Blutzuckerspiegel steigt an und das Insulin muss reagieren. Deshalb ist es sehr wichtig, die Nahrungsmittel entsprechend dem glykämischen Index und der glykämischen Last entsprechend auszuwählen.

Aber der Reihe nach:
Der Blutzuckerspiegel wird durch die Nahrungseinnahme beeinflusst. Sind diese zuckerhaltig (zum Beispiel bei gezuckerten Cornflakes, Cola, Hamburger, vorfabrizierten Fertigmenüs, Softdrinks oder Schokolade) jagt das den Blutzuckerspiegel im Blut in die Höhe.

Dadurch wird der Insulin-Ausstoß erhöht, was wiederum die Produktion der androgenen Hormone in die Höhe treibt. Damit ist der Kreislauf für Akne geschlossen und die Pickel und Pusteln sprießen wie Pilze aus der Haut. Ganz nebenbei sei bemerkt, dass eine solche Ernährung auch auf die Figur abfällt. Der Körper ist darauf eingestellt, für schlechte Zeiten „Speicher" anzulegen. Im Fall von Fett speichert er Fettreserven, die als Energiereserve eingelagert werden. Oft kann man beobachten, dass Personen an Gewicht verlieren nach Krankheiten oder Stresssituationen – dann, wenn der Körper mehr Energie braucht. Nun braucht er sie im Normalfall meistens nicht mehr. Er baut sie aber nicht mehr ab, weil immerzu wieder Nachschub kommt. Als Konsequenz nehmen wir an Gewicht zu. Man sagt, dass ein erwachsener Mann, der nicht einer körperlich beanspruchenden Arbeit nachgeht, ca. 1800 Kalorien braucht pro Tag. Frauen liegen etwas tiefer bei 1500.

Tipp: Achte doch mal für eine Woche darauf, wie viele Kalorien die unterschiedlichen Nahrungsmittel angeben, die du verzehrst. Du wirst staunen! Um das so leicht wie möglich für dich zu gestalten, solltest du dir mal die Android App „MyFitnessPal" anschauen.

Glykämischer Index und Last

„Gsfood" erklärt es wie folgt:

„Der glykämische Index (kurz GI) gibt Informationen über die Auswirkungen von Nahrungsmitteln auf den Blutzuckerspiegel. Ermittelt wird der glykämische Index durch den Vergleich der Blutzuckerreaktion auf die Einnahme von 50 g Kohlenhydraten, die über ein bestimmtes Lebensmittel zugeführt werden, und der Aufnahme von 50 g Traubenzucker. Unter Berücksichtigung der Kohlenhydrat-Menge ergibt sich aus dem glykämischen Index die sogenannte glykämische Last (GL). Sie berücksichtigt zum jeweiligen GI-Wert auch den Kohlenhydratgehalt der einzelnen Lebensmittel."

Die tatsächliche Blutzuckerreaktion hängt zudem stark davon ab, welche Lebensmittel zusammen verzehrt werden. Einige Lebensmittel haben blutzuckersenkende Wirkungen, beispielsweise Kleie, Grapefruit oder Zimt. Ballaststoffe wiederum führen zu einer längeren Verweildauer der Nahrung in Magen und Darm und verlangsamen die Kohlenhydrat-Aufnahme. Es mag erstaunen, aber der Einfluss des Fettgehalts eines Lebensmittels auf den Blutzuckereffekt spielt hingegen nur eine untergeordnete Rolle.

Man zieht die Grenze von guten glykämischen Lastwerten gegenüber schlechten bei 20 %. Ernährst du dich über diesem Wert, wirst du bei einer Veränderung deiner Nahrungsmittel schon bald eine Verbesserung deiner Haut bemerken.

Ernährst du dich bereits innerhalb von diesem Bereich, wird deine Akne sich nicht groß verändern. Bist du aber eine der Personen, die Nahrungsaufnahme als notwendiges Übel betrachtet, dann stehen dir beachtliche Veränderungen bevor.

Stell dir einen Moment lang vor, wie das wäre, wenn du auf gar nichts verzichten müsstest, sondern nur ein paar Gewohnheiten veränderst?

Umstellung der Essgewohnheiten

Die Ernährung umstellen heißt nicht, dass man auf alle leckeren Sachen im Leben verzichten muss!

Du musst dir vor allem etwas Zeit geben und neue Lösungen finden. Sei kreativ, probiere verschiedene Möglichkeiten aus. Ernährungsumstellung soll nicht belastet sein durch Verbote, sondern Spaß machen. Du brauchst 3 Sachen dafür:

- Wissen
- Etwas Geduld
- Spaß daran

Wissen

Das notwendige Grundwissen kannst du dir mit diesem Buch aneignen. Ernährung ist ein großes Gebiet, und man kann unendlich viel lernen und machen. Mit diesem Buch sollen lediglich die Grundsätze erklärt werden.

Je mehr du über dich und deine Ernährung – und die Zusammenhänge dessen für deine Gesundheit und Schönheit erfährst, je mehr wirst du noch mehr verstehen wollen.

In der Ernährung geht es nicht nur um Schönsein, Schlanksein, und damit attraktiv in der Gesellschaft werden oder bleiben, es geht hauptsächlich darum, deinen Körper in ein Gleichgewicht zu bringen, welches dich langfristig gesund hält und viele unserer Gesellschaftskrankheiten verhindern oder doch zumindest verzögern kann.

Ein Beispiel:
Rheuma und Gicht sind mittlerweile sehr weit verbreitete Erkrankungen ab dem mittleren Alter. Sehr viel mehr Menschen erkranken daran im Gegensatz zu früher. Warum ist dem so, kann man sich fragen. Wir wissen mittlerweile, dass unser Lebensstil und unsere Ernährung sich gegenüber den letzten 50 Jahren gewaltig verändert haben. Wir müssen nicht mehr so schwer körperlich arbeiten und die meisten von uns sitzen mehrheitlich den ganzen Tag im Büro. Dadurch ist unser Körper nicht mehr gefordert. Wir fahren mit dem Auto zur Arbeit und zurück, also auch wieder keine körperliche Anstrengung, durch die der Körper den Stoffwechsel, die Muskulatur und den Kreislauf anregt. Wir schwitzen auch nicht mehr gleich.

Fazit? Der Körper wird träge und baut Schadstoffe nicht mehr gleich gut und effizient ab. Im Gegenteil, er lagert viele Stoffe ab. (Vielleicht braucht er sie ja später mal, wenn eine Krise kommt, sagt er sich, weil er so programmiert ist).

Wenn es nun dazu kommt, dass wir uns auch noch ungesund ernähren, liegt es auf der Hand, dass das nicht gesund sein kann. Wir nehmen an Gewicht zu, weil wir weit mehr Kalorien zu uns nehmen als wir verbrennen, lagern Schadstoffe im Körper ab und die Erkrankungen finden einen perfekten Nährboden. Auch Akne gehört dazu!

Geduld

Geduld ist etwas, das wir kaum noch haben. Selbst wenn wir eine Kopfwehtablette einnehmen, erwarten wir, dass sie unmittelbar zu wirken beginnt. Nun, hier muss ich dich enttäuschen: eine Ernährungsumstellung fordert deine Geduld heraus. Gib dir selbst Zeit, mindestens ein paar Wochen, denn nur dann wirst du eine Veränderung erleben.

Deine Haut benötigt gute 2 bis 4 Wochen, um sich komplett zu erneuern. Lerne also geduldig zu werden. Spätestens nach einem Monat wirst du eine völlig neue Haut haben. Von heute auf morgen wird dir dieses Buch **nicht helfen können!**

Aber es gibt auch rasche Erfolgsergebnisse. Je nachdem, wie radikal du deine Ernährung umstellst, wirst du erste Veränderungen merken in deinem Wohlbefinden, die du gar nicht erwartet hättest. Bis aber die Haut sich verbessert und erholt, muss zuerst die Reinigung von innen stattgefunden haben. Denn, das haben wir ja schon besprochen, die Haut ist einer der wichtigsten Schadstoff-Ausscheider.

Es gibt in der alternativen Heilpraxis die Ansicht, dass *„es erst schlimmer werden muss, um dann ganz geheilt zu sein“*. Was heißen will, erst muss aller Schmutz aus dem Körper, bis er aufblühen kann und fit ist.

Spaß daran

Veränderungen können Angst machen oder aber Spaß bereiten. Sei innovativ und probiere aus! Du wirst dich selbst besser kennenlernen und dein Körper wird gefordert, was immer gut ist.

„Ich mache regelmäßig Entschlackungswochen. Durch Wegnahme fordere ich meinen Körper heraus und zwinge ihn, auf die „stillen Reserven“ zurückzugreifen. So spalte ich Zellen auf, die dann über die Blutbahnen, Nieren und die Haut aussortiert und gereinigt werden. Ich versuche diese Entgiftungen und Entschlackung zu variieren. Ich verzichte nicht einfach auf alles, sondern esse für eine Woche ganz anders als sonst. So habe ich schon viele neue Lebensmittel kennengelernt, die danach ihren Weg in meine persönliche Küche gefunden haben.“

- Ashley Frazier, Amerikanische Bloggerin

Genug Theorie, jetzt schauen wir uns die Ernährung an!

KAPITEL 3: HANDELN (Schritt 3)

Die Ernährungsumstellung findet in drei Bereichen statt:

Milch und Milchprodukte

„Kein anderes Lebewesen trinkt die Muttermilch eines anderen Lebewesens – außer wir Menschen. Und das selbst noch im Erwachsenenalter. Obschon es wissenschaftlich bewiesen ist, dass Milch unserem Körper mehr schadet, als nutzt, wird es immer noch als gesundes Lebensmittel angepriesen."

Der Osnabrücker Dermatologe Bodo Melnik sieht die Schuld allerdings weniger bei den Sexualhormonen als bei einem Wachstumshormon: "Akne korreliert viel stärker mit dem Blutspiegel des Hormons IGF-1 als mit dem Androgen Spiegel der meisten Akne Patienten. IGF-1 steigt während der Pubertät an, aber auch durch Milcheiweißkonsum. Zugleich wird Hornmaterial im Überschuss produziert. Das Resultat der Gemeinschaftsproduktion sind Mitesser."

Schau dir für einen Moment diese Rechnung an:

Die Milch für ein Kalb enthält so unglaubliche starke Wachstumshormone, dass sie ein Kalb von 40 Kilo bei der Geburt auf 453 Kilo bei körperlicher Reife zwei Jahre später heranwachsen lässt. Kuhmilch ist also eine Wachstumsbombe für das Kalb.

Im Vergleich dazu wiegt ein Säugling bei der Geburt ca. 3 Kilo und erreicht bei körperlicher Reife 21 Jahre später zwischen 45 und 90 Kilo. Wenn alles gut und normal läuft, wird der Säugling (der Name sagt es bereits), für etwa 6 bis 12 Monate von der Mutter an der Brust gestillt. Auch die menschliche Muttermilch enthält viele Wachstumshormone und ist ein eminent wichtiger Schutz und Boost für das Baby. Östliche Kulturen pflegen ihre Babys zu stillen wie wir im Westen. Doch dann wird das Kleinkind umgestellt. Die Zeit der Milch ist dann vorbei. Das Kind hat dann alle wichtigen Schutz- und Wachstumsstoffe erhalten und beginnt einen neuen Lebensabschnitt. Es ist erwiesen, dass nur die westlichen Gesellschaften bis ins hohe Alter Milch trinken. Die Wahrheit ist, dass Milch für die eigenen Kälber bestimmt ist... es ist kein menschliches Nahrungsmittel.

Was ist der Haupteffekt der Milch auf Akne?

Die in der Kuhmilch enthaltenen Wachstumshormone verschlechtern dein Hautbild, weil sie die Überproduktion von Hauttalg auslösen.

Was wäre, wenn du diese eine Sache veränderst... ohne jegliche Anstrengung und deine Haut wird glatt und geschmeidig? Du wirst fitter und vitaler. Jetzt stell dir vor, dass du dich jeden Tag so fühlst, von morgens bis abends, weil du nur an diesem winzigen Rad gedreht hast? Schöner Gedanke, doch leider wird nur eine Veränderung nicht ausreichen, um Herr über deine Akne zu werden.

Umstellungsvorschlag:

Du kannst Milch und Milchprodukte einfach durch Kokos- oder Bio-Mandelmilch ersetzen. Auch Sojamilch ist eine gute Alternative zu Kuhmilch. Du wirst die Resultate schlagartig in deinem veränderten Spiegelbild sehen. Dein Hautbild wird sichtbar besser werden und es schützt dich ganz nebenbei zusätzlich vor verschiedenen Krankheiten, weil 87 % der Kuhmilch Kasein enthält, welches für viele gesundheitliche Probleme verantwortlich ist.

Denke dabei nur mal an die ganzen Bodybuilder die Eiweißshakes wie „Whey“ trinken und ihre Rücken meistens nur so vor Pickeln sprießen.

Stell es dir für einen Moment vor: Du veränderst diese winzige Kleinigkeit... ohne jegliche Anstrengung und deine Haut wird es dir danken wie nie zuvor. Es gibt bereits viele Joghurts und Käse, die nicht mit Kuhmilch produziert wurden. Bereits in weniger als einer Woche wirst du dich schöner und gesünder fühlen. Ist das nicht eine tolle Sache... du brauchst auf nichts zu verzichten, außer auf Kuhmilch? Einen weiteren Nährstoff, der Akne fast schon beflügelt ist folgender:

Weizenprodukte & raffinierte Kohlenhydrate

Laut ***Dr. William Davis***, einem Ernährungsexperten, sind in der westlichen Kultur 95 % der 16-18-Jährigen von Pickeln und Akne betroffen.

Sogar 50 % der Erwachsenen über 25 Jahre haben sporadisch Pickel und/oder Akne. Des Weiteren belegt er, dass Akne nicht genetisch bedingt ist, sondern fast ausschließlich von der Ernährung und durch den Lebenswandel verursacht wird. Er weist darauf hin, dass in Kulturen, deren Ernährung keinerlei Weizen beinhaltet, interessanterweise keinerlei Akne hatten, bis westliche Einflüsse sich einschlichen und ihre Auswirkung zeigten.

So schreibt Dr. Davis in seinem Buch: "Weizenwampe":

„Kulturen, wie die Insulaner auf Papua-Neuguinea, die Jäger und Sammler in Paraguay, die Eingeborenen von Purus Valley in Brasilien, die afrikanischen Bantus und Zulus, japanische Okinawaner und die kanadischen Eskimos sind interessanterweise von unschöner Akne verschont".

Ein Lebensmittel, welches den Blutzucker rasant in die Höhe jagt und das umstrittene **Gluten** enthält, ist beispielsweise Weißbrot. Weizen ist jedoch nicht nur problematisch bei Akne, sondern birgt zudem viele weitere Gesundheitsrisiken. Die gute Nachricht ist, dass es tonnenweise andere leckere Lebensmittel gibt, die genauso gut schmecken und exzellent für deine Haut sind. Sie wird es dir danken. Doch was genau ist Gluten? Schauen wir auch hier etwas genauer hin.

Was ist Gluten?

Gluten ist der Oberbegriff für verschiedene sogenannte **Klebereiweiße**, wie sie in Getreidesorten enthalten sind wie z. B. Weizen, Roggen, Gerste, Hafer, Dinkel, Khorasan Weizen, Urdinkel, Grünkern, Einkorn und Emmer. Nahrungsmittel und Speisen, welche aus oder mit Anteilen dieser Getreidesorten zubereitet werden, enthalten Gluten.

Glutenfrei

Von Natur aus Gluten frei sind Reis, Mais, Hirse, Quinoa, Amaranth, Buchweizen und Teff, sowie Kartoffeln, Früchte, Gemüse, Nüsse, Fleisch, Fisch und Milch. Einen Teil davon, zum Beispiel Reis, Mais oder auch Kartoffeln enthalten zwar wohl Stärke, aber eben keine Gluten.

Was passiert aber mit dem Gluten?

Auch hier passiert wieder ein mittlerweile bekannter Prozess: Ein hoher glykämischer Index in Lebensmitteln wie Weizen erhöhen den Blutzuckerspiegel. Dieser löst wiederum eine höhere Insulinproduktion aus. Ein erhöhter Insulinspiegel hat eine entzündliche Wirkung, die sich auf der Haut zeigt. Es gibt auch die Gluten Allergie, d. h. eine negative Reaktion auf Gluten vom Immunsystem. Auch das beeinflusst die Haut, und zwar aus zwei möglichen Gründen. Die eine ist, dass die Allergie die Verteilung der Vitamine A und D behindert, was bedeutet, dass die Haut anfällig für Infektionen wird.

Der andere Grund für Gluten bezogene Hautprobleme ist, dass eine Gluten Allergie eine toxische Reaktion hervorruft, bei der dein Organismus mit dem Toxin kämpft und versucht, es durch die Haut zu beseitigen. Das Ergebnis ist eine Entzündung und die Haut eruptiert.

Was ist der Haupteffekt des Weizens auf Akne?

Wenn du vermutest, dass deine Akne mit dem Essen von Weizen verbunden ist, versuche also mal, Gruppen von Lebensmitteln zu beseitigen, die Weizen, oder genauer gesagt Gluten enthalten. Das ist gar nicht so einfach. In einer Menge gängiger Lebensmittel ist Gluten enthalten. Zum Beispiel sind in den meisten gebackenen Lebensmitteln Gluten enthalten. Auch Pasta enthält Gluten.

Tipp: Achte doch beim nächsten Einkauf darauf, ob deine Pasta glutenfrei ist. Die meisten Geschäfte verkaufen speziell gekennzeichnete „glutenfreie" Produkte. Die schmecken genauso gut, sind aber für den Körper nicht so belastend und schädlich.

Achte dabei mal auf folgende Symptome: Abgesehen von Hautproblemen manifestieren sie sich in Form von Verdauungsstörungen, Kopfschmerzen und allgemeine Schwäche, oder aber, du hast tatsächlich Gluten Allergie. Dann sind die Symptome viel stärker. Eines der Hauptsymptome ist chronischer Durchfall. Gluten Allergie erkennt man aber unter anderen auch an Symptomen wie Depressionen und Schilddrüsen-Problemen, abgesehen von Akne.

Dann musst du dringend mit einer Fachperson sprechen. Wenn du nicht sicher bist, oder dich nach dem Verzehr von glutenhaltigen Lebensmitteln schlecht fühlst, solltest du das am besten konkret überprüfen. Mach das in Rücksprache mit einem Arzt oder Ernährungsexperten. Mit oder ohne Glutenallergie, für deine Haut ist es förderlich, wenn du dich auf ein Minimum von Gluten beschränkst. Gluten-Intoleranz ist von Individuum zu Individuum unterschiedlich. In den meisten Fällen von Hautproblemen ist ein erster Schritt, als eine der Hauptquellen Gluten zu minimieren oder sie gänzlich zu vermeiden. Das sollte für eine markante Verbesserung des Hautbildes ausreichen. Leider gibt es aber kein Pauschalrezept, die richtige Balance hängt von jeder Person ab. Es gilt hier die Methode von Versuch und Irrtum anzuwenden. Ist dein Akne-Problem beständig und reagiert nicht auf andere Behandlungen, dann experimentiere mal für eine Weile mit einer glutenfreien Diät. Wir sprechen hier allerdings nicht von ein paar Tagen, es kann schon mehrere Wochen zur Abheilung und Wiederherstellung der Haut dauern. Bei einer durch Gluten verursachten Akne können bei Enthaltsamkeit von Gluten nach etwa drei bis vier Wochen erste positive Veränderungen auf der Haut beachten werden.

Umstellungsvorschlag:

Glücklicherweise gibt es Unmengen an Alternativen. Weizen und glutenfreie Nahrungsmittel findest du mittlerweile in jedem größeren Lebensmittelgeschäft. Dafür muss man nicht mehr in Spezialgeschäfte gehen und viel Geld ausgeben.

Störungen des Säure-Basen-Gleichgewichtes führen zu unreiner Haut

Für den Körper ist ein ausgewogenes Säure-Basen-Gleichgewicht sehr wichtig. Ein übersäuerter Körper kann zu vielerlei Erkrankungen oder negativen Hauterscheinungen führen. Genannt seien hier Akne, Ekzeme und Rosacea. Die Ursache für eine Übersäuerung liegt zum großen Teil in falscher Ernährung, Bewegungsmangel, Stress und Krankheiten. Der Fehler ist also nie an der Haut selbst zu suchen, da diese nur das Endresultat widerspiegelt. Die Behandlung von Übersäuerung erfolgt durch eine Entsäuerung oder Entschlackung.

Diese besteht aus einer Umstellung der Ernährung, Entgiftungs-/Entschlackungskuren, dem Verzicht auf Genussmittel, körperlicher Bewegung und Sauna besuchen. Du wirst gesunde Lebensmittel zu dir führen, ungesunde/Akne fördernde Lebensmittel meiden und deinem Körper beim Entgiften helfen müssen.

Entgiftungsmechanismen deines Körpers

Dein Körper lagert giftige Stoffe überwiegend in Fettzellen ab. Dein Ziel wird es sein diese wieder aus deinem Körper auszuleiten – mithilfe deiner Leber, den Nieren und deinem Verdauungstrakt. Folgende Wege nutzt dein Körper um Giftstoffe auszuleiten, neben den drei eben genannten Organen:

- Durch Schweiß
- Durch Urin
- Durch Kot
- Durch Atmen
- Durch Husten
- Durch Niesen

D. h. um dich zu entgiften und deinen Körper von Stoffen zu befreien, welche deine Akne fördern/hervorbringen, wirst du diese Prozesse verstärken müssen.

Trinke genügend stilles, klares Wasser

Ab wann man „genug“ Wasser trinkt? Ab dem Zeitpunkt ab dem dein Urin nicht gelblich, sondern „klar“ ist, weißt du, dass du genügend Wasser zu dir nimmst. Warum stilles Wasser? Weil Wasser mit Kohlensäure versetzt (wie der Name schon vermuten lässt) sich auf der pH-Wert Skala im sauren Bereich befindet. Stilles Wasser hingegen hilft dir deinen Säuren-Basen Haushalt im Lot zu halten.

Sportliche Betätigung

Um den Entgiftungsprozess durch Schweißaustritt und die Atmung zu verstärken, solltest du beginnen mind. 2-3 die Woche Sport zu betreiben, falls du dies nicht bereits tust. Ich rate zu Sportarten, die sich im „hochintensiven“ Bereich befinden, deinen Puls schlagen lassen und somit deinen Blutkreislauf beschleunigen. Wodurch der Entgiftungsprozess schneller vonstattengehen wird.

Iss Grün! Iss Chlorophyllreich - Trinke Grüne Smoothies!

Jedes Lebensmittel das Grün ist, enthält den Stoff Chlorophyll in sich. Durch Konsum von genügend Chlorophyll, wird dein Entgiftungsprozess drastisch zunehmen. Doch nicht jedes Gemüse enthält in gleichen Maßen viel Chlorophyll. Schau dir die folgende Liste der 5 Lebensmittel mit dem größten Chlorophyllgehalt an und beginne damit sie in dein Leben mit einzubinden.

1. **Blattgemüse** (Spinat, Mangold, Grünkohl, Feldsalat...)
2. **Chlorella Alge** (in Form von Presslingen oder Pulver)
3. **Koriander**
4. **Bärlauch**
5. **Grüner Tee**

Grüne Smoothies: 10 Gründe sie jeden Tag zu trinken

1. Grüne Smoothies sind richtige Nährstoff-Bomben. Sie sind gefüllt mit Vitaminen, Mineralien und Spurenelementen. Das Verhältnis von 60 % reifen Früchten und 40 % organischem, grünem Blattgemüse ist perfekt ausgelegt auf den menschlichen Organismus. Der hohe Fruchtanteil überdeckt den bitteren Geschmack des grunen Blattgemüses und überrascht so selbst die größten „Grünzeug"-Feinde.

2. Sie sind leicht zu verdauen, da die Zellen der Früchte und des Blattgemüses durch das Mixen aufgebrochen werden, wodurch der Körper die Nährstoffe leichter aufnehmen kann.

3. Im Gegensatz zu herkömmlichen Fruchtsäften, welchen es meist an Ballaststoffen fehlt, beinhalten Grüne Smoothies ein komplettes Paket an vielen Nährstoffen die dein Körper benötigt – vor allem Ballaststoffe.

4. Die meisten Menschen, die zum ersten Mal einen Grünen Smoothie trinken, zeigen sich positiv überrascht vom Geschmack. „Wie kann etwas das so Grün ist, so süß nach Früchten schmecken?" ist die Standard-Reaktion.

5. Eines der Moleküle in Chlorophyll ähnelt sehr stark einem der Moleküle in unserem Blut. Dr. Ann Wigmore sagt dazu folgendes: „Chlorophyll zu konsumieren, ähnelt einer gesunden Bluttransfusion". Den meisten Menschen fällt es schwer die Menge an grünem Blattgemüse zu sich zu nehmen, von denen sie eigentlich wissen, dass es ihnen guttun würde. Durch das tägliche Trinken von Grünen Smoothies wirst du deinem Körper die benötigten Stoffe zufügen, die er braucht, um deine Haut rein und strahlend zu machen.

6. Sie sind schnell gemacht. Die Präparation, Zubereitung und das Saubermachen hinterher, dauern lediglich 5 min. Im Gegensatz dazu ist das Zubereiten und Pressen von Säften deutlich zeitaufwendiger und die Küche sieht im Nachhinein aus, als hätte eine Bombe eingeschlagen.

7. Deine Kinder werden sie *lieben*! Und es wird dir noch nie so leicht gefallen sein sie zum „Grünzeug" essen überredet zu haben.

8. Durch das Mixen im Mixer wird keine vergleichbare Hitze erzeugt wie es beim Braten, Kochen oder Backen der Fall ist. Dadurch bleibt ein Großteil der Nährstoffe erhalten. Vor allem aber bedeutet das auch weniger Salz in deiner Ernährung (welches du normalerweise fürs Kochen verwendet hättest.)

9. Bereits nach nur ein paar Wochen wird dein Körper **automatisch** nach noch mehr „Grünem" und weniger Früchten in deinen Grünen Smoothies verlangen. Wodurch es dir sehr leicht fallen wird genau die Menge an Nährstoffen zu dir zu nehmen, die du brauchen wirst um deine unreine Haut (Akne, Pickel etc.) in den Griff zu bekommen.

10. Auch, wenn Grüne Smoothies immer noch am besten im frischen Zustand schmecken, können sie dennoch bis zu 3 Tage im Kühlschrank gelagert werden. Was es dir erleichtert sie nicht jeden Tag zubereiten zu müssen, wenn du z. B. viel unterwegs bist.

Wichtiger Hinweis: Verwende nicht über Wochen und Monate nur Spinat in deinen Grünen Smoothies. Gerade Spinat und Mangold enthalten einen hohen Oxalsäure Gehalt. Ein Übermaß dessen kann die Bildung von Nierensteinen unterstützen. Ich rate dir also dazu, dass grüne Blattgemüse häufiger abzuwechseln, und du wirst keine Probleme bekommen.

Tipp: Am Schluss des Buches findest du einige leckere Grüne Smoothie Rezepte zum Ausprobieren.

Jod Allergie?

Manche Menschen reagieren sehr empfindlich auf das Spurenelement Jod, dass aufgrund der flächendeckenden Jodierung von Speisesalz und Viehfutter heute in sehr viel größeren Mengen aufgenommen wird, als dies früher der Fall war. Eine solche Jodempfindlichkeit kann sich in einer sogenannten Jodakne äußern.

Kohlenhydrate

Bei Kohlenhydraten wird in zwei Kategorien unterschieden. Es gibt die komplexen und die einfachen Kohlenhydrate. Viele Nahrungsmittel enthalten **einfache Kohlenhydrate**, die verarbeitet wurden. Das heißt, sie werden in der Verarbeitung stark erhitzt, mit Zusätzen versehen oder gar chemisch behandelt. Dadurch werden bei der Produktion wertvolle Eigenschaften der Kohlenhydrate zerstört. Ein weiterer Faktor ist, dass einfache Kohlenhydrate schneller verbrennen und so den Blutzuckerspiegel schneller ansteigen lassen. Und wieder sind wir beim uns mittlerweile vertrauten Prozess im Organismus: Um den Normalwert schnellstmöglich wiederherzustellen, kommt es zum Ausstoß von Insulin. Wer nun ständig diese einfachen, verarbeiteten Kohlenhydrate zu sich nimmt, beeinflusst zudem noch andere Hormone im Körper. Diese Hormonschwankungen wiederum können auch wieder Akne begünstigen.

Zu Nahrungsmitteln mit verarbeiteten, **einfachen Kohlenhydraten** gehören:

- Süßigkeiten allgemein
- Pommes frites
- Fast Food aller Art
- Weißbrot
- Pfannkuchen
- bestimmte Desserts

Die **komplexen** sind die "guten" **Kohlenhydrate**. Sie enthalten neben Stärke auch Ballaststoffe, die den Körper reinigen und entgiften. Die Stärke sorgt für einen regelmäßigen und länger anhaltenden Energiestrom, wie in etwa die ‚Retard-Funktion' in Medikamenten, und reduziert dadurch die Belastung auf andere Hormone.

Nahrungsmittel mit **komplexen Kohlenhydraten** sind:

- Vollkorngetreide
- Obst
- Gemüse
- Hülsenfrüchte
- Beeren
- Nüsse

Umstellungsvorschlag:

Kauf anstelle von Weißbrot, Vollkorn- oder Dinkelbrot. Und anstatt der normalen Milchschokolade eine mit mindestens 75 % Kakao. Du kannst Brot auch ganz leicht selber backen. Im letzten Teil findest du ein einfaches Grundrezept dafür.

Empfehlenswert für deine **Akne Ernährung** sind hier in erster Linie Gemüse, die meisten Früchte, Nüsse, Mandeln, Eier, Salate aber auch Produkte aus Vollkorn-Getreide, weil sie aufgrund der Ballaststoffe den Blutzuckerspiegel deutlich weniger in die Höhe treiben als Gebäck aus Weißmehl.

Früchte und Gemüse

Früchte und Gemüse sind ein unverzichtbarer Teil der täglichen Ernährung, nicht nur wegen Akne, sondern für das allgemeine Wohlempfinden.

„An apple a day keeps the doctor away"

Dieses Sprichwort lernen bereits die Kinder. Es ist allseits bekannt, dass Früchte und Gemüse gesund sind. Welchen Einfluss haben sie aber konkret auf Akne?

Schon seit Urzeiten weiß man von den unterschiedlichen Wirkungen von Kräutern, Wurzeln und Nahrungsmitteln. Erst durch die Industrialisierung und unseren veränderten Lebenswandel haben wir dieses alte Wissen in unseren Köpfen verschüttet und uns mehr und mehr der Pharma- und Kosmetikindustrie hingegeben. Früher mussten sich die Menschen mit dem Organismus auseinandersetzen um sich die Wirkungsweisen der Pflanzen, Früchte und Gemüse zu Nutzen zu machen. Besinnen wir uns wieder darauf, wie früher geheilt wurde, so tut sich uns ein riesiges Feld mit Essenzen und Mitteln vor unseren Augen auf.

Das Gebiet der pflanzlichen Heilkunde ist unendlich groß und das notwendige Wissen dafür muss über Jahre studiert werden. Deshalb konzentrieren wir uns hier stellvertretend auf ein paar Lebensmittel, die wir in jedem Laden kaufen können und deren Wirkungsweise dich überraschen könnte. Aus dem riesigen Sortiment der Früchte fallen diese besonders auf:

Beeren allgemein

Alle Beerensorten, hierzulande am vertrautesten wohl die Himbeeren, Brombeeren und Erdbeeren, sind gut für ein gesundes und leuchtendes Hautbild. Unter den Beeren hat eine Sorte eine besondere Stellung, nämlich die

Blaubeere/Heidelbeere

Die Blaubeeren gehören in der Hautpflege zu den „Straffern" und „Erneuerern". Diese gesunde, leckere und Antioxidans-Reiche Frucht enthält jede Menge Ballaststoffe, Vitamin A und C, sowie kaum gesättigte Fettsäuren, Cholesterin oder Natrium. Außerdem bekämpfen die Beeren Akne und fleckige Haut und sorgen somit für einen gesünderen und strahlenderen Teint. Zu verdanken ist dies dem hohen Vitamin-C-Gehalt – ein starkes Antioxidans, welches die Neubildung von Kollagen ankurbelt, und die Haut festmacht und strafft. Zudem sind sie reich an Anthocyan und Quercetin, zwei Stoffe, die Entzündungen hemmen und deine Haut gleichmäßig strahlen lässt.

Tipp: Mach im Spätsommer doch mal einen Ausflug in den Wald. Du wirst dort ganze „Teppiche“ von Blaubeersträuchern finden. Doch du brauchst nicht unter die Sammler zu gehen. Jedes größere Lebensmittelgeschäft verkauft sie. Selbst bei Aldi gibt es sie in großen Bechern zu einem sehr günstigen Preis. Ob als Frühstück, Dessert oder Snack beim TV schauen, sie sind lecker und aus sich heraus natürlich süß.

Bernardo LaPallo (Autor und Rohköstler) wurde 114 Jahre alt und galt als einer der ältesten Menschen Amerikas, bevor er am 19. Dezember 2015 verstarb. Eine der täglichen Nahrungsmittel, die er zu sich nahm waren *„eine Handvoll* ***Heidelbeeren****“*!

Kiwi

Kiwi hat eine Doppelbedeutung. Einerseits sind es die putzigen kleinen Vögel auf den Inseln von Neuseeland, anderseits ist es eine unglaubliche Frucht. Während die Blaubeere strafft und erneuert, festigt Kiwi die Haut, beugt Falten vor. Weiter sorgt sie für gesunde Knochen und Zähne. Ihre Antioxidantien schützen außerdem vor Krebs und greifen dem Schutzsystem des Körpers unter die Arme. Kiwi kann man mit oder ohne Haut essen. Wenn man neben den Antioxidantien auch noch die Vitamine nutzen will, sollte man sie mit der Haut essen, da die Vitamine unmittelbar in der Schicht unter der Haut liegen (dafür sollte die Kiwi allerdings ein Bio-Produkt sein, damit die Schale keine giftigen Pestizide enthält).

Tipp: Wenn du das nicht magst, dann reibe die Kiwi ein paar Mal in den Händen, bevor du sie in zwei Hälften schneidest und auslöffelst. So kannst du enger an die Haut und damit mehr Vitamine mitnehmen.

Eine andere wunderbare Frucht, vor allem an heißen Sommertagen ist die

Wassermelone

Wassermelone ist wunderbar erfrischend. Die Wassermelone ist aber nicht nur erfrischend und von Natur aus süß, nein, sie schützt die Haut auch vor Sonne und beugt somit Krebszellen vor. Also eine natürliche Sonnencreme. Auch wenn ein Schutz vor Krebs nicht zwangsläufig zu strahlendem Teint führt, so ist es dennoch sehr ratsam, bei der Ernährung darauf zu achten. Nun fragst du dich sicher, was aber die Wassermelone mit Akne zu tun hat. Folgendes: Wassermelone, nebst den zuvor genannten Eigenschaften löst Unreinheiten, glättet die Haut und erhöht ihre Elastizität – wichtige Elemente eines gesund und frisch aussehenden Gesichts.

Vom Sommer in den Winter: Gerade in der dunklen und kalten Jahreszeit laufen wir vermehrt Gefahr, dass sich unsere Haut in der Kälte zusammenzieht und sich damit die Poren vermehrt verengen. Auch der Mangel an Sonnenlicht und UV-Strahlen lässt uns nicht frisch und erholt aussehen. Häufig tragen Frauen dann dicker Make-up auf, was wiederum seinen Teil an unreiner Haut zu tut.

Während der Wintermonate setzen wir, im Gegensatz zu den warmen Monaten, unsere Haut zudem noch der trockenen Heizungsluft aus, und viel zu selten sind wir an der frischen Luft. Hier kann eine Frucht Abhilfe schaffen. Sie wirkt nicht direkt auf Akne, ist aber quasi ein Zubringer für eine gesunde Haut.

Orange

Die Orange hat regenerierende Qualitäten und ist zudem eine hervorragende Vitamin-C-Quelle. Das verbessert zwar noch nicht die Akne, wirkt sich aber nachweislich positiv auf die Beschaffenheit und Farbe der Haut aus. Zu guter Letzt helfen Orangen bei der Wiederherstellung von Kollagen, was die Haut festigt und gegen das Alter wappnet. Nicht umsonst werden Orangen, Grapefruits, eigentlich alle Zitrusfrüchte, von Ernährungswissenschaftler weltweit als sehr effektiv für die Faltenbekämpfung bezeichnet. Weil die Orange die Haut bei den Reparaturarbeiten unterstützt, ist sie indirekt daran beteiligt Akne zu bekämpfen.

Tipp: Achte dabei darauf, dass der Orangensaft frisch ist oder mit 100 % Bio etikettiert ist. Je nachdem sind viele Konservierungsmittel drin, damit der Saft länger haltbar ist.

Verlassen wir nun die Früchte und wenden uns den Gemüsen zu. Fangen wir gleich mit einer Hassliebe aus der Kindheit an:

Spinat

Welches Kind kennt nicht die Geschichte von Popeye, den Seemann, der durch Spinat superstark wird? Haben deine Eltern dir auch erzählt, dass du dadurch Superkräfte entwickelst? Doch leider ist das Gemüse eher bitter, und nur sehr wenige mögen es. Meistens mögen Kinder den pürierten Spinat mit Rahm vermischt. Aber selbst in der Form hält sich die Freude meist in Grenzen.

Doch Spinat ist ein unglaublich spannendes und nährstoffreiches Gemüse! Grünes Blattgemüse und ganz besonders Spinat ist sehr reich an Nährstoffen und Antioxidantien. Spinat enthält zudem viel Lutein, was gut für die Augen ist und sie klar und weiß strahlen lässt. Zudem ist er vollgepackt mit Vitaminen, allen voran Vitamin B, C und E, Kalium, Eisen, Kalzium, Magnesium und Omega-3-Fettsäuren. Sie alle sind wichtige Zusatzstoffe für den Organismus und unser Wohlbefinden. Einem Mangel kann entweder durch Nahrungsergänzungsmittel, oder eben durch entsprechendes Gemüse entgegengewirkt werden. Durch seine Eigenschaften der Antioxidantien und Nährstoffen unterstützt Spinat den Organismus zu entgiften. Nach einer Weile muss die Haut weniger Schadstoffe ausscheiden. Was das für Akne bedeutet liegt auf der Hand.

Tipp: Versuch mal, gewöhnlichen Salat durch Spinat zu ersetzen oder anzureichern.

Das wirkt Wunder für die Haut. Blattspinat findest du im Regal bei den Gemüsen. Ein kg frischen Spinat ergibt in etwa 3 – 4 Portionen. Es dauert nur etwa 15 Minuten zum Kochen.

Wenn du wirklich Probleme damit haben solltest dich an den bitteren Geschmack von Spinat, oder sonstigem Blattgemüse, zu gewöhnen, dann empfehle ich dir einfach einen Grünen Smoothie zu machen. Dadurch, dass du den Spinat mit Früchten wie z. B. Banane und Apfel mischt, verschwindet der bittere Geschmack des Blattgemüses.

Rezeptvorschlag

2 Bananen
1 Apfel
Eine Handvoll frischem Spinat
Ein paar Eiswürfel

Zubereitung

Gib die Bananen zuerst in den Mixer, danach den geschälten Apfel und zum Schluss eine Handvoll vom Spinat. Gib noch Wasser und etwas Eis (führt dazu, dass der Smoothie cremiger wird) hinzu. Deckel zu und Mixen. Es wird dir schmecken – versprochen! – da der bittere Geschmack nun vom Obst übertönt wird.

Das nächste Gemüse ist ein eher längerfristiger Helfer. Wie Spinat wirkt er nicht unmittelbar, ist aber dennoch unglaublich toll.

Avocado

Als Teenager ist die Vorstellung, dass auch du eines Tages älter wirst und die Haut dein Alter verrät – oder anders ausgedrückt von einem gelebten Leben erzählt – unvorstellbar. Doch es ist so, wir alle werden unaufhaltsam älter. Du hast gelernt, wie wichtig es ist, eine gesunde Haut zu haben. Du hast auch gelernt, dass das zu einem großen Teil von innen kommt. Nicht nur wegen des Aussehens und vor der nächsten Party, also in der Pubertät, auch später muss der Körper die Schadstoffe ausscheiden. Und das tut er weiterhin über die Haut. Wenn wir der Haut, ob jung oder reif, diese Möglichkeit verwehren, wird sie mit Verunreinigung reagieren und uns schlaff und ungesund, oder aber viel älter aussehen lassen, als wir sind.

Avocados sind hervorragend gegen Hautunreinheiten geeignet und dienen der Verbesserung des allgemeinen Hautbilds. Sie sind reich an Vitamin A, D und E, und helfen, die Anzeichen des Alterns abzuschwächen. Darüber denkt man als junger Mensch nicht wirklich nach, klar. Aber eben, auch du wirst einmal in die Jahre kommen. Fängst du erst mit 60 an, auf deine Haut zu achten, wirst du es nicht mehr schaffen, die Langzeitschäden aus deiner Jugend wegzubekommen. Außerdem enthalten Avocados vielerlei Mineralstoffe wie Kupfer und Eisen, was die Haut vor freien Radikalen schützt. Des Weiteren unterstützt sie die Elastizität und Pigmente der Haut – was für eine gesunde und erfrischte Haut den ganzen Tag über gut ist.

Lachs

Magst du Fisch? Magst du Sushi? Dann wird dich das nun freuen! Lachs befeuchtet nachweislich die Haut und lässt sie gesund erscheinen. Lachs ist reich an Omega-3-Fettsäuren und reduziert Entzündungsherde im Körper. Kurzum, Lachs hilft dabei, verstopfte Poren zu reinigen und offen zu halten. Dadurch ist die Haut strahlend und wird weniger von Verunreinigungen befallen. Ganz nebenbei hilft er feine Linien und Falten zu beseitigen, was die Haut frisch und wie neu scheinen lässt.

Tipp: Lachs lässt sich ganz unterschiedlich zubereiten. Roh als Sashimi, geräuchert mit Zwiebeln, Kapern und Brot, oder gedämpft. Für Letzteres findest du im letzten Teil ein Rezeptvorschlag.

Zu guter Letzt noch die für den Organismus wichtige Eiweiße. Eiweiß in Reinkultur finden wir selbstverständlich als

Eier

Eier helfen bei der Reparatur des Hautgewebes, bekämpfen Infektionen und beugen Akne vor. Die klassische Frühstückszutat ist reich an Selen, Vitamin A und Kupfer. Dabei ist die Aufgabenverteilung klar definiert.

Selen hilft Hautinfektionen abzuwehren; Vitamin A verhindert Verklumpungen in der Haut, die zu Leberflecken und Stielwarzen führen können, und Kupfer unterstützt die Hautelastizität. Du kannst also mit gutem Gewissen ein Ei zum Frühstück nehmen. In allen Formen, sei das als Omelette, Rührei, gekocht oder pochiert. Wenn du beim Spiegelei Olivenöl verwendest, ist auch das gesund.

Tipp: Oder gebe doch für deinen Salat ein gekochtes Ei dazu.

Diese Liste ist nicht vollständig. Es gibt noch unzählige weitere Früchte, Gemüse, Wurzeln, Kräuter und Blüten, die einen positiven Einfluss auf unseren Organismus haben. Die hier genannten sollen dir nur eine Idee geben, mit wie wenig Aufwand wir große Erfolge erzielen können. Nun kommen wir zum letzten wichtigen Aspekt.

Zuckerhaltige Getränke & Lebensmittel

Du kennst sie bestimmt: Die Lebensmittelpyramide. Die Lebensmittelpyramide erklärt den sinnvollen Nahrungsaufbau. Leider besagt sie auch, dass wir fast ganz auf zuckerhaltige Getränke und Lebensmittel verzichten sollten. Und das generell. Würden/könnten wir uns an daran halten, hätten wir an sich schon weniger Hautprobleme. Doch Hand aufs Herz, keiner von uns kann das konsequent durchhalten. Erschwerend kommt generell und bei Akne insbesondere noch dazu, dass, wenn du schon Süßes konsumierst, es nach Möglichkeit „gutes Süßes" sein sollte. Schmeckt das denn überhaupt noch?

Und wer will schon auf Naschen verzichten?

Wie schön ist es doch, sich an einem verregneten Wochenende gemütlich auf der Couch einzukuscheln und mit einer Schale Keksen oder Schokolade einen guten Film zu genießen?

Schön und gemütlich auf jeden Fall. Aber leider büßen wir solches Verhalten mit unreiner Haut und Gewichtszunahme.

Soll das nun heißen, dass du das nie mehr darfst? Nein! Zum einen gibt es kein „Niemals mehr". Dem gegenüber steht aber sehr wohl, dass es nicht schadet, eine Veränderung der Gewohnheiten anzustreben und schädliche Süßigkeiten in Maßen und als Ausnahme zu genießen.

Ich persönlich liebe es abends und hin und wieder zwischendurch zu naschen. Da ich weiß, dass das an sich nicht gut ist, versuche ich wenigstens, Süßigkeiten mit relativ niedriger glykämische Last zu mir zu nehmen, das heißt, anstatt Schokolade und Kekse zum Beispiel Nüsse, Mandeln, Bananen und Trockenfrüchte. Hast du gewusst, dass Baumnüsse nebst ihrem niedrigen glykämischen Wert auch noch gut sind für die Fitness des Gehirns? Manchmal gönne ich mir auch ein paar Nougat Waffeln ohne Zucker oder Reiskekse mit Schokoladenüberzug. Auch hier haben die Großverteiler der Lebensmittelbranche aufgeholt und viele bieten mittlerweile Süßwaren mit tiefen glykämischer Last an.

Diese Umstellung ist wahrscheinlich die Schwierigste von allen. Es lohnt sich aber, den Versuch zu starten, vorübergehend auf schlechte zuckerhaltige Lebensmittel und Getränke zu verzichten.

Tipp: Starte den Versuch und verzichte einen Monat auf jegliche schlechten zuckerhaltigen Lebensmittel. Deine Haut wird sich rasch verändern, je nachdem, wie viel Zucker du davor zu dir genommen hast.

Hole dir in Erinnerung, was die glykämische Last und der glykämische Index ist, und welche Rolle der Blutzuckerspiegel auf die Insulinausschüttung und damit die Androgen-Produktion hat, etc.

Weil Süßwaren und –getränke den Blutzucker rasch und rasant in die Höhe schnellen lassen, sollte bei Akne strikt darauf geachtet werden, dass starke Blutzucker-Schwankungen vermieden werden können. Das ist oft eine harte Prüfung und fordert viel Disziplin von dir. Willst du aber eine Abheilung deiner Akne erreichen, empfehle ich dir, für eine Zeit lang ganz auf jene Lebensmittel zu verzichten, die den Blutzuckerspiegel stark und rasch ansteigen lassen. Das sind zumeist zuckerreiche Lebensmittel – also Lebensmittel mit einer hohen glykämischen Last. Dazu gehören, Frühstücksflocken, Kuchen, Back- und Teigwaren, sowie zuckerhaltige Softdrinks, Eis und zuckerreiche Süßigkeiten aller Art. Auch weißer Reis, der sonst für die Verdauung nicht belastend ist, hat einen hohen glykämischen Wert. Also Finger weg davon!

Tipp: Sei nicht zu hart mit dir selbst. Jedes einzelne Mal, wo du der Versuchung widerstehen kannst, ist ein Erfolg!

Langfristig darf man schon zwischendurch mal „sündigen“. In Massen und nur hin und wieder haben sie nicht den gleichen Effekt und Einfluss auf unseren Körper. Wie lange dieses hin und wieder sein sollte? Ca. 1-2 die Woche! Es gibt für fast alles Alternativen, um das Verlangen nach Süßem zu stillen. Einige davon sind in jedem Geschäft zu kaufen und uns sehr wohl vertraut, andere tragen exotische Namen und nur in Spezialgeschäften erhältlich.

Hier eine Auswahl:

Honig

Dieses aus der Natur gewonnene Produkt ist unglaublich wertvoll für unseren Körper. Honig ist das älteste Süßungsmittel und ist sicherlich eine der gängigsten Alternativen, um schädlichen Industriezucker zu vermeiden. Honig stammt aus Blütennektar oder Honigtau und wird von Honigbienen erzeugt. Eigentlich tun sie das zur eigenen Nahrungsversorgung. Lagert man den Honig kühl, dunkel und in einer trockenen Umgebung, behält er über längere Zeit seine Aromastoffe und Enzyme.

Honig besteht hauptsächlich aus Fructose (je nach Honigsorte zwischen 28 bis 45 %), Glucose (21 bis 40 %) und Wasser (etwa 18 %). Mineralien, Enzyme und Vitamine spielen für einmal eine untergeordnete Rolle.

Ist es nicht erstaunlich, dass nirgendwo auf der Welt so viel Honig gegessen wird wie in Deutschland. Pro Person essen die Deutschen im Schnitt knapp 1,5 Kilo pro Jahr.

Aber Achtung: Honig hat auch ein paar Nachteile als Alternative zu Zucker:

Kariesbefall: Honig, der ja bis auf das Wasser, aus exakt denselben Bestandteilen besteht wie Zucker, nämlich Fructose und Glucose, kann gut in die Zahnzwischenräume eindringen. Er kann sich mit seiner klebrigen Konsistenz gut und lange auf der Zahnoberfläche breitmachen und hat im Hinblick auf Karies genau dieselbe bzw. eine schädlichere Wirkung als Zucker.

Das Robert-Koch-Institut empfiehlt, Säuglingen unter zwölf Monaten keinen Honig zu geben, da im Honig Sporen bestimmter Bakterien überleben können, die durch den Krankheitserreger Clostridium Botulinum zu Lähmungserscheinungen führen können. Für Kinder und Erwachsene hingegen ist Honig absolut unbedenklich. Aufgrund des hohen Fructose-Gehalts kann Honig bei Fructosemalabsorption, also der Fructose-Unverträglichkeit, zu Durchfall führen.

Während der herkömmliche Industriezucker gemeinhin als künstlich angesehen wird, gilt Honig als natürliches Produkt. Oft setzen wir natürlich dem Begriff gesund gleich. Da sich die Hauptbestandteile von Honig und Zucker sehr ähnlich sind, heißt es: Auch mit Honig sollte man maßhalten.

Oft wird Honig als süßende Alternative beim Kochen beigegeben. Und oft wird er beim Kochen zu sehr erhitzt. Das ist schade und schlecht, denn erwärmt man Honig über 40 °C, gehen wichtige Inhaltsstoffe verloren. Daher sollte man davon absehen, mit Honig zu kochen.

Du wirst gleich andere Alternativen kennenlernen. Besser ist, man gibt in nachträglich als Süßstoff dazu.

Hier stelle ich dir ein paar vor:

Stevia

Stevia gehört zu den konzentriertesten natürlichen Süßstoffen – was bedeutet, dass man mit winzigen Mengen dieselbe Süßkraft wie mit dem herkömmlichen Haushaltszuckers erreicht. Stevia soll gar bis zu 300 Mal süßer sein als Zucker und ist daher ein wunderbarer und dazu noch pflanzlicher Zuckerersatz. Der absolute Hammer ist aber seine Wirkung auf den Blutzuckerspiegel. Dieser verändert sich durch Stevia nicht, und die Bauchspeicheldrüse bleibt entspannt, sie muss demnach kein Insulin ausschütten.

Wir haben ja bereits darüber gesprochen, dass hohe Blutzucker- und hohe Insulinspiegel, sowie immer wiederkehrende starke Blutzuckerschwankungen chronisch entzündliche Prozesse fördern. Diese stehen wiederum am Beginn nahezu jeder chronischen Erkrankung– ob dies nun Diabetes , Rheuma, Bluthochdruck oder Arteriosklerose oder Akne sei. Will man komplett auf Zucker verzichten, auch auf die gesünderen Varianten wie Vollrohr- oder Kokosblütenzucker, dann ist Stevia eine gute Idee – vor allem, wenn nur Getränke gesüßt werden sollen.

Bei Rezepturen für Kuchen, Torten und Gebäck ist es hingegen schwieriger, reines Stevia richtig einzusetzen und so zu dosieren, dass der Geschmack zufriedenstellend ausfällt. Da müssen andere Zuckerersatzstoffe her. Diese verleihen dem Süßungsmittel mehr Fülle, sodass es ähnlich wie mit Zucker gesüßt schmeckt. Wenn du reines Stevia möchtest, musst du beim Kauf sehr gut Acht geben, ob dieses allein enthalten ist oder nicht vielleicht noch weitere Süßungsmittel beigemischt sind. Stevia ist ein hervorragender und gesunder Zuckerersatz zum Süßen von Tee, Kaffee, Mate, alle Arten von Shakes oder Desserts. Für Tee kann man die natürlichste Stevia-Variante wählen, nämlich das grüne Steviablattpulver, die getrockneten Blätter.

Tipp: Warum pflanztest du dir nicht eine Stevia-Pflanze auf dem Balkon oder im Garten? Dann hast du immer frische Blätter. Die Blätter gibt man zum Tee, überbrüht alles mit heißem Wasser und zieht auch alles gemeinsam wieder ab. Stevia als Pulver kann man auch einfach mittrinken. Für Kaffee gibt es kleine Stevia-Tabs im Spender, die sich völlig auflösen. Genau wie Würfelzucker. Hier handelt es sich nicht mehr um das natürliche Stevia, sondern um die aus Stevia isolierten Süßstoffe. Derartige Stevia-Extrakte gibt es nicht nur in Tabs-Form, sondern auch als weißes Pulver oder in Flüssigform.

Eine weitere Möglichkeit ist:

Xylit

Xylit gehört zu den Zuckeraustauschstoffen und damit zur selben Familie wie Sorbit, Mannit, Erythrit etc. Normalerweise wird Xylit aus den Resten der Maiskolben hergestellt. Man kann es auch aus Birken gewinnen. Das Ergebnis: ob aus Mais oder Birken – ist jedoch identisch. Xylit ist somit kein synthetischer Zuckerersatz, sondern einer aus pflanzlichen Rohstoffen. Xylit entsteht in Mengen von bis zu 15 Gramm auch im Laufe des Energiestoffwechsels im menschlichen Körper, es ist also kein körperfremder Stoff.

Doch wie bei allen Süßstoffen können auch bei Xylit größere Mengen abführend wirken. Die entsprechende Dosis ist jedoch sehr individuell. Man geht davon aus, dass 0,5 Gramm pro Kilogramm Körpergewicht gut vertragen werden. Xylit hebt weder Blutzuckerspiegel noch den Insulinspiegel merklich an und hat daher entzündungshemmende Effekte. Besonders auffällig im Vergleich mit herkömmlichem Zucker ist auch der Einfluss von Xylit auf die Zahngesundheit. Mengenmäßig wird Xylit genau wie Zucker verwendet, weshalb er ein ganz besonders beliebter Zuckerersatz darstellt.

Tipp: Du kannst also den Zucker einfach gegen Xylit austauschen. Achte auf das Maß, dass du es gut verträgst und wie bei allen Süßstoffen: übertreibe es nicht.

Xylit birgt jedoch eine Gefahr für Hunde. Pass auf, dass sich kein Hund etwas von den mit Xylit gesüßten Speisen stibitzen kann, da Xylit auf den Hunde-Organismus anders wirkt als auf den menschlichen Körper. Für Hunde ist Xylit sehr schädlich, ja kann sogar tödlich für sie sein. Bereits bei Mengen von 3 bis 4 Gramm Xylit pro Kilogramm Körpergewicht, was bei kleinen Hunden schnell erreicht ist, führt bei Hunden zu einem sehr starken Insulinanstieg und daraufhin natürlich zu einem plötzlichen Abfall des Blutzuckerspiegels.

Nun aber zu einem Zuckerersatz, der uns allen sicher sehr vertraut ist.

Ahornsirup

Im Gegensatz zu den beiden vorherigen Zucker-Alternativen beeinflusst der Ahornsirup den Blutzuckerspiegel sehr wohl, allerdings nicht annähernd so negativ wie etwa der Haushaltszucker. Da der Ahornsirup überdies nicht so einen hohen Gehalt an Fructose aufweist wie beispielsweise Agavendicksaft, bringt er auch nicht die ungünstigen Eigenschaften des Fruchtzuckers mit sich.

Du kannst also ohne schlechtes Gewissen Ahornsirup für deinen Sonntagsbrunch verwenden. Ahornsirup hat je nachdem einen mehr oder weniger starken malzähnlichen Eigengeschmack und eignet sich deshalb als Zuckerersatz nicht in jede Rezeptur. Sehr gut schmeckt Ahornsirup zu vielen Desserts, zu Shakes, zu Marmelade, zu Gebäck und etlichen Kuchenarten.

Tipp: Stell dir vor, warmer Apfelkuchen mit Ahornsirup.... Auch in herzhaften Rezepturen kann der Ahornsirup als Zuckerersatz eingesetzt werden. Er eignet sich sehr gut zum Süßen von Dressings. Wenn du der Salatsoße etwas Süßstoff beigibst, nimmst du ihr die essighaltige Säure. Weniger gut jedoch schmeckt er im Kaffee und in Torten.

Yacon

Yacon ist eine Pflanze aus Südamerika. Seit Jahrhunderten wird sie dort als Nähr- und Heilpflanze verwendet. Man glaubt, dass Yacon bei Diabetes, Nierenkrankheiten und Verdauungsbeschwerden helfen kann. Die Erfahrung zeigt, dass sich das zum größten Teil auch tatsächlich bewahrheitet.

Die knollenförmige Yaconwurzel erinnert optisch an die Süßkartoffel. Aus Yacon wird ein leckerer und äußerst gesunder Zuckerersatz hergestellt. Wir kennen ihn in Form von Yaconsirup und Yaconpulver. Beide sind bei uns noch sehr unbekannte Süßungsmittel – nicht zuletzt deshalb, weil ihr Verkauf in der EU bislang untersagt war. Yacon gilt als Novel Food, als neuartiges Lebensmittel.

Der Yaconsirup besteht zu 40 – 50 % aus Fructooligosacchariden, Nahrung für die Darmflora, und ist damit sehr förderlich um die Verdauung zu regulieren. Daher wirken Yaconsirup und Yaconpulver auch gut bei Verstopfungen. Die Fructooligosaccharide gehören zwar zu den Kohlenhydraten. Sie sind als Ballaststoffe aber unverdaulich und gelangen darum nicht wie Zucker ins Blut. Schönerweise erhöhen sie daher weder das Körpergewicht noch den Blutzuckerspiegel.

Man schreibt dem Yacon einen sehr niedrigen glykämischen Index zu.

Tipp: Yaconsirup und Yaconpulver liefern deutlich weniger Kalorien als Haushaltszucker und auch als Honig. Damit schlägt Yacon gleich zwei Fliegen mit einem Schlag. Es ist gut gegen Akne und weil es zu den kalorienärmeren Zucker-Alternativen gehört, schlägt es auch nicht auf die Figur.

Es gibt noch eine Reihe weiterer Zuckerersatzmöglichkeiten, wie zum Beispiel Kokosblütenzucker oder Palmzucker. Sie alle haben ihre spezifischen Eigenschaften und oft wirken sie nicht nur für einen Aspekt der holistischen Gesundheit, sondern bergen verschiedenste Eigenschaften. Genau wie Früchte, Gemüse, und Fisch.

KAPITEL 4: KONKRETE VORSCHLÄGE ZUR ERNÄHRUNGSUMSTELLUNG

Wir haben nun einige Aspekte des Organismus und der Nahrungsmittel erfahren. In der Folge stelle ich dir ein paar Zubereitungs- und Kombinationsmöglichkeiten für eine ausgewogene und für deine Akne hilfreiche / heilende Ernährung vor.

Dies sind keine Diätrezepte und kein Diätplan, sondern Vorschläge, wie du deine Ernährung dauerhaft und gesund umstellen kannst.

Um deine Ernährung umzustellen und gleichzeitig mögen zu lernen bitte ich dich, über die nachfolgenden 3 Grundregeln nachzudenken.

Grundregel 1: Frisch ist der Schlüsselbegriff

Bereite deine Mahlzeiten mit frischen Produkten und wann immer möglich frisch zu. Verabschiede dich also von den vorgekochten Mahlzeiten, welche du nur ca. 2 Minuten in die Mikrowelle schieben musst, wie auch von den tiefgefrorenen Speisen, die du normalerweise in den Ofen oder ins heiße Öl gibst.

Ansichtsansatz: Du wirst zwar mehr Zeit in der Küche benötigen, denn keine frische Mahlzeit lässt sich in nur 2 Minuten zubereiten. Im Gegenzug dazu wirst du aber bereits nach ein paar Wochen diese Zeit im Badezimmer bei der täglichen Körperpflege „einsparen" können.

Versuche dein Gemüse zu garen oder dämpfen. So behält es seine Mineralstoffe und Vitamine. Kocht man sie im Salzwasser, zieht dieses die große Mehrheit aus dem Gemüse und du schüttest sie mit dem Wasser weg. Zum Ausgleich musst du dann Nahrungsergänzungsmittel einnehmen. Du kannst also viel Geld einsparen und garen/dämpfen braucht nicht länger als kochen. Salze deine Mahlzeiten nicht zu fest beim Kochen. Salz hat die Eigenschaft, Wasser im Körper zu stauen, was wiederum verhindert, dass der Körper über die Flüssigkeiten Schadstoffe ausscheidet. Auch hier gilt, du kannst immer noch etwas Salz dazugeben, wenn du deine Mahlzeit auf dem Teller angerichtet hast.

Grundregel 2: Die Drei-Drittel-Regel

Teile deinen Teller in die drei Drittel auf. Konkret heißt das, ein Drittel Gemüse, ein Drittel Kohlenhydrate (aber die gesunden) und ein Drittel Proteine (Eiweiße).

Es ist immer noch erstaunlich, dass die meisten Restaurants und Kantinen nach wie vor die Mägen ihrer Kunden mit viel zu viel Kohlenhydraten (Beilagen) füllen, anstatt auf eine ausgewogene Aufteilung, die viel länger sättigt, zu achten.

Grundregel 3: Essen ist nicht nur eine Notwendigkeit

Kochen soll Spaß machen! Genieße deine Mahlzeiten!

Nimm dir nicht nur Zeit für die Zubereitung, sondern auch für das Essen. Du zeigst deinem Körper damit, dass er dir wichtig ist. Eine Pause inmitten unseres hektischen Lebens. Kochen und Essen ist eine eigene Form und Kultur. Es ist nachgewiesen, dass konstantes Hetzen und Herunterschlingen zur Sättigung langfristig ungesund ist. Auch deine Haut wird es dir danken, wenn du dir die Zeit nimmst, und ihr somit schon in der Art und Weise, wie du kochst und isst, gutes tust.

KAPITEL 5: REZEPTVORSCHLÄGE

Zwiebel und Sellerie Salat

Zutaten
2 Zwiebeln
1 Sellerie
Wasser und Salz

Dressing
Salz
1 EL Olivenöl
Saft von zwei Zitronen (ca. 1 dl)
Oregano

Zubereitung

1. Schneide die beiden Zwiebeln und die Sellerie in dünne Streifen. Je dünner du schneidest, umso angenehmer ist der Salat später zum Essen.

2. Koche Salzwasser auf (für 2l Wasser reichen 1TL Salz). Gib die Zwiebeln für maximal 1 Minute hinzu. Nimm sie aus dem Wasser und lass sie abkühlen.

4. Gib das Öl, Salz, den Saft der beiden Zitronen und den Oregano in eine Schüssel und rühre alles, bis eine cremige Soße entsteht.

5. Mische nun die geschnittene Sellerie und die abgekühlten Zwiebeln zusammen.

6. Richte den Salat an und gieße das Dressing darüber.

Tipp: Sellerie Geschmack ist sehr intensiv. Wenn du Sellerie nicht so sehr magst, kannst du auch weniger davon verwenden. Ebenso kannst du auch andere Wintergemüse dazu mischen.

Chlorophyll-Booster-Salat

Zutaten
1/2 Kopfsalat
1/2 Tasse Luzernen-Sprossen oder Brokkoli
1 Esslöffel gehackte Petersilie
1 große Gurke
1 Limette
2 EL Olivenöl

Zubereitung

1. Wasche das Gemüse gut.

2. Salat lässt sich am besten im Wassertrog waschen. Danach legst du ihn in eine große Schüssel.

3. Schäle die Gurke und schneide sie in Scheiben. (Wenn du frische oder Biogurken kaufst, kannst du die Schale dran lassen. Unmittelbar darunter sind die Vitamine, die beim Schälen leider verloren gehen.

4. Füge nun die gehackte Petersilie und Luzernen-Sprossen oder Brokkoli dazu.

5. Mische zu guter Letzt alle Zutaten sehr gut und würze den Salat mit Zitronensaft und Olivenöl.

Tipp: Reichere den Salat mit Brotkrumen oder gebratenem Speck an. Du kannst auch Peperoni in Stücke schneiden oder im Frühjahr gedämpfte Spargelstücke.

Tatar-Frikadellen mit Tomaten-Oliven-Salat

Zutaten Frikadellen
1 Schalotte
400 g Rindertatar
2 Eigelbe
½ TL Dijon Senf
1 EL Ketchup
Salz, Pfeffer, Rohrzucker

Zutaten Salat
8 Tomaten (rote und gelbe, ca. 400 g)
1 EL Worcestersauce
½ Friséesalat (ca. 100 g)
75 g grüne Oliven mit Stein
½ Bund Schnittlauch
4 EL Olivenöl, 1 EL Balsamessig

Zubereitung

1. Schäle die Schalotte und hacke sie sehr fein. Separiere die Eier in Eiweiß und Eigelb (die Eiweiße kannst du später anderweitig verwenden).

2. Nun die Schalotte, das Tatar, die Eigelb, Senf, Ketchup, Salz und Pfeffer in einer Schüssel mischen.

3. Nun die Worcestersauce dazugeben.

4. Für das Formen der Frikadellen ist es viel einfacher, wenn du mit feuchten Händen arbeitest. Forme 4 Frikadellen und stelle sie kalt.

5. Friséesalat wäscht sich am leichtesten im Wasserbad. Schleudere ihn anschließend trocken und zerteile ihn in mundgerechte Stücke.

6. Nachdem die Tomaten gewaschen sind, schneidest du die Stielansätze keilförmig heraus. Dann schneidest du die Tomaten in Scheiben.

7. Die Oliven schneidest du in dünne Scheiben.

8. Für das Dressing schneidest du den Schnittlauch in feine Röllchen. Mische nun die Oliven, 3 EL Olivenöl, Essig und 1 Prise Zucker in einem Becher.

9. Erhitze die Bratpfanne und gib das restliche Öl hinein. Gib die Tatar-Frikadellen hinein und brate sie von jeder Seite bei sehr starker Hitze 20 Sekunden scharf an.

10. Zum Anrichten legst du die Tomatenscheiben dekorativ auf Teller. Würze dezent mit Salz und Pfeffer.

11. Die Tatar-Frikadellen mit den Tomaten servieren und das Dressing über die Tomaten gießen. Fertig.

Tipp: Tatar-Frikadellen eignen sich sehr, auf Vorrat gemacht zu werden. Friere einen Teil ein. So hast du, wenn du mal keine Zeit fürs Kochen hast, trotzdem eine hochwertige Frikadelle.

Lauwarmer Lachs auf geschmolzener Tomate

Zutaten
4 Stücke Lachs (ohne Haut)
600 g Tomaten
2 EL Olivenöl
2 Stängel Basilikum
1 Zweig Thymian
200 g Rucola
2 EL Aceto Balsamico
nach Geschmack: Salz und Pfeffer

Zubereitung

1. Fisch muss immer vor der Zubereitung unter kaltem Wasser gewaschen werden. Also auch die Lachsfilets. Trockne sie mit einer Küchenrolle sanft ab (tupfen, nicht reiben, das verletzt das Fleisch des Fisches). Nun mit Salz und Pfeffer würzen.

2. Jetzt hast du mehrere Möglichkeiten. Falls du einen Steamer in der Küche hast (oder einen Ofen mit Steamer Funktion), dann leg die Lachsfilets in eine Form und lass es für 5 – 10 Minuten garen.

3. Wenn du keinen Steamer hast, legst du die Lachsfilets in einen Dämpfereinsatz. Du füllst einen passenden Topf 2-3 cm hoch mit Salzwasser, setzt den Dämpfeinsatz darauf und verschließt alles mit dem passenden Deckel. Das Wasser aufkochen lassen und, sobald Dampf aufsteigt, den Lachs zugedeckt bei mittlerer Hitze 8-10 Minuten dämpfen.

4. Jetzt geht es ans Gemüse. Die Tomaten musst du waschen und halbieren. Dann den Stielansatz herausschneiden und die Tomaten über Kreuz einschneiden.

5. Brühe die Früchte mit kochendem Wasser über und lass sie eine Minute ziehen. Gleich danach schreckst du sie kalt ab. So lässt sich die Haut leicht abziehen.

6. Jetzt kannst du die Tomaten vierteln, die Kerne entfernen und gleichmäßig würfeln.

7. Auch das Basilikum und Thymian musst du erst waschen und trocken tupfen. Die Basilikumblättchen lassen sich leicht in Streifen schneiden, vom Thymian musst du die Blättchen abzupfen.

8. Verlese den Rucola (unschöne Stücke wegschneiden und aussortieren). Nach dem Waschen und Trockenschleudern (geht gut auch mit einem Geschirrtrockentuch). Schlussendlich hackst du noch die Blätter in grobe Stücke.

9. Erhitze 1 EL Öl in einer Pfanne, dann gibst du die Tomatenwürfel dazu und bei mittlerer Hitze erwärmst du sie kurz (lass sie nicht kochen, sonst zerfallen sie). Die Tomaten mit Kräutern würzen und schließlich mit Salz und Pfeffer abschmecken.

10. Für das Dressing mischst du 1 Esslöffel Olivenöl und wenig Essig. Je nach Geschmack noch mit Pfeffer nachwürzen.

11. Den Lachs auf den lauwarmen Tomaten mit dem Rucola-Salat anrichten.

Tipp: Dazu schmecken etwas gehobelter Parmesan und geröstete Pinienkerne sehr gut. Eine Scheibe Zitrone macht das Ganze zu einem wunderbaren Sommermenü.

Ratatouille

Zutaten

1 große Aubergine
Salz, schwarzer Pfeffer
1 große Gemüsezwiebel
4 Zehen Knoblauch
2 große Zucchini
2 große rote Paprikaschoten
2 große gelbe Paprikaschoten
1 große Dose geschälte Tomaten
2 EL Olivenöl
½ Tube Tomatenmark
3 TL (z. B. Rosmarin, Thymian oder Salbei) Kräuter
1 TL Zucker

Zubereitung

1. Fang mit der Aubergine an, sie ist das einzige Gemüse, das mehr als einen Arbeitsschritt braucht. Wasche sie erst mal gründlich und putze sie, bevor du sie in mundgerechte Stücke schneidest. Gib nun die Auberginenstücke in eine Schüssel und würze sie mit Salz. Lass sie mindestens 10 Minuten ziehen. Nun müssen die Stücke mit einem Küchentuch oder einer Küchenrolle gründlich trocken getupft werden.

2. Während der Einziehzeit der Auberginen schälst du die Zwiebel und schneidest sie in grobe Würfel. Das gleiche machst du mit dem Knoblauch. *Tipp: den Knoblauch mit einem großen Küchenmesser platt drücken, dann geht die Schale ganz leicht ab.*

3. Die Zucchini musst du putzen, waschen und in Würfel schneiden. Hier brauchst du kein Salz beizugeben. Die Zucchini sind nach dem Schneiden bereit zur Weiterverarbeitung.

4. Um Paprika effizient zu rüsten, halbierst du sie erst längs, und dann in Viertel. Jetzt kannst du sie waschen und die Mehrzahl der Kerne kommt raus. Die Feinen Membrane im Innern würde ich auch wegschneiden. Sie schmecken nicht sonderlich gut und die Peperoni sieht danach schöner aus. Schneide sie in grobe Stücke.

5. Nun sind die Röstarbeiten fertig. Stelle alles für das Kochen bereit. Am besten brauchst du Olivenöl. Das erhitzt du nun in einem großen Topf. Gib erst die Zwiebeln und den Knoblauch dazu.

6. Nun die Zucchini darin anbraten, dann die Paprika und zuletzt die Aubergine hinzufügen. Alles etwa 5 Minuten kräftig anbraten. Zum Schluss gibst du das Tomatenmark dazu und rührst um. Jetzt erst mit Salz und Pfeffer würzen.

7. Als Letztes fügst du die geschälten Tomaten mit Kräutern und Zucker hinzu. Das Ratatouille soll bei mittlerer Hitze noch etwa 20 Minuten köcheln. Wenn du merkst, dass es etwas eingekocht ist, gießt du ein wenig Wasser dazu.

Lass das Gemüse nicht zu lange kochen, es schmeckt besser, wenn das Gemüse am Ende der Garzeit noch etwas Biss hat.

8. Zum Servieren das Ratatouille nochmals kräftig abschmecken.

Tipp: Dazu passt sehr gut im Ofen gegarter Lachs oder eine feine Risotto.

Bauernbrot

Zutaten

20g - Brotgewürz (Koriander, Fenchel, Kümmel)
1 Würfel - Hefe
700ml - Lauwarmes Wasser
500g - Roggenmehl Typ 960
1EL - Salz
500g - Weizenmehl Typ 1000

Zubereitung

1. Gib das Roggen- und Weizenmehl in eine Schüssel. Die Hefe bröselst du dazu und rührst das Ganze mit etwas lauwarmen Wasser (ca. 200 ml) an. Nun hast du bereits wieder Pause, denn die Masse muss erst ein wenig aufgehen. Das dauert in etwa 20 Minuten.

2. Nun kommen die restlichen Zutaten dazu, Brotgewürz, Salz. Das restliche Wasser (500 ml) gießt du nach und nach dazu (manchmal braucht es nicht die ganze Menge). Knete solange, bis der Teig fein und geschmeidig wird und

sich leicht von der Schüssel lösen lässt.

3. Decke den Teig mit einem Tuch zu und lass ihn ca. 60 Min. an einem warmen Platz ruhen. Danach sollte der Teig in etwa die doppelte Größe haben.

4. Den Ofen heizt du auf 200 °C vor, Ober-Unterhitze. Während der sich aufheizt, legst du den Teig auf ein bemehltes Blech und formst einen Laib. Du kannst auch kleine Brötchen machen. Die kann man gut einfrieren für Zeiten, wo du keine Zeit zum Backen hast. Nun lässt du alles nochmals 25 Min. ruhen. Schließlich muss das Brot ca. 40 Min. backen.

Tipp: Mische alle möglichen Körner oder getrocknete Früchte in den Teig.

Heilende Tees und Kompressen für die Haut

Vor allem zu Beginn der Ernährungsumstellung oder im akuten Stadium der Akne sollte man bis zum Abklingen der Symptome zwei- bis dreimal am Tag einen Tee aus den Blüten und Blättern des Wilden Stiefmütterchens (aus der Apotheke) zu sich nehmen. Du kannst auch Ringelblumenbüten verwenden – die sowohl als Tee als auch als Kompressen eine heilsame Wirkung entfalten.

Nimm dir über eine bis vier Wochen Zeit – oder solange es dir guttut, Tees zu trinken, die reinigend und entschlackend wirken. Sehr geeignet sind vor allem Brennnessel, Schafgarbe oder auch Löwenzahnwurzeln und –blätter.

Die sind alle in der Apotheke erhältlich und sind auch vom Preis her billiger als manche anderen hoch angepriesenen Akne Mittelchen. Ferner sind auch Grüntee, Kamille und Schwarztee sehr gut geeignet und machen ein schöneres Hautbild.

Grüne Smoothie Rezepte

Bananen-Mango Traum
2 Handvoll Spinat
2 Bananen
1 reife Mango
Wasser (individuell unterschiedlich)

Süßes Wunder
2 große Birnen
1 Saftorange
3 Datteln
6 Grünkohl Blätter (ohne Strunk)
Wasser (individuell unterschiedlich)

Petersilien-Gurken-Mix
1 Apfel
1 Banane
1 Gurke
1 Bund Petersilie
Wasser (individuell unterschiedlich)

Erdbeerparadies

1 Handvoll Spinat
1 Handvoll Erdbeeren
1 Banane
1 Scheibe Ananas
Saft einer Orange
Wasser (individuell unterschiedlich)

Rote Bete Smoothie

1 Handvoll Rote Bete Blätter
1 Handvoll Feldsalat
5 Vollreife Tomaten
1 rote Paprika
1 Stange Stangensellerie
1Prise Meersalz (oder Himalayasalz)
Wasser (individuell unterschiedlich)

Wilder Smoothie

1 Handvoll gemischte Wildkräuter (z. B. Löwenzahn, Brennnessel, Gänseblümchen, Labkraut)
½ Kopfsalat (oder 1 Romana Salatherz)
1 Mango
1 Banane
1 Limette (Saft)
Wasser (individuell unterschiedlich)

Klassischer Grüner Smoothie

2 Handvoll junger Spinat
1 großer süßer Apfel
1 Banane
½ Avocado
1/8 ungeschälte Zitrone (Bio)
Wasser (individuell unterschiedlich)

Leckerer Beeren-Mix
1 Handvoll Salat der Saison (kein Eisberg-Salat)
1 Handvoll Spinat
3 Handvoll gemischte Beeren (Brombeeren, Himbeeren, Johannisbeeren)
1 Banane
Wasser (individuell unterschiedlich)

„Taste the rainbow"
2 Handvoll Feldsalat
500g blaue Weintrauben
2 Orangen oder Blutorangen
1 kleines Stück Limette mit Schale (Bio)
Wasser (individuell unterschiedlich)

Herbst-Winter-Smoothie
2 Äpfel
2 Birnen
125 g Feldsalat oder Grünkohl (1 Schälchen)
Wasser (individuell unterschiedlich)

Beeren-Traum
250 g gemischte Beeren (Brombeeren, Himbeeren, Johannisbeeren)
1 Mango
1 große Handvoll Spinat
Wasser (individuell unterschiedlich)

ABSCHLIESSENDE WORTE

Ich hoffe, dass dir das Buch genug Einsichten in eine Krankheit geliefert hat, die durch simple Ernährungsumstellung gut in den Griff zu bekommen ist. Des Weiteren hoffe ich, dass du in Zukunft dein Geld nicht mehr in überbewertete Schönheitsprodukte investieren wirst, sondern stattdessen in eine qualitative Ernährung und das Erlernen weiteren Wissens darüber. Denn was du hier gelernt hast, war nur ein Grundwissen, welches noch sehr viel tiefer und detaillierter in die Materie Akne eindringen könnte. Hoffentlich hat dir die Reise, die du erlebt hast, gefallen und dich gewappnet meine Ratschläge auch in die Tat umzusetzen. Vergiss nicht, dass deine Haut einen guten Monat benötigen wird, um sich komplett zu erneuern und werde in diesem Prozess nicht ungeduldig oder verliere zwischendurch die Hoffnung auf Besserung.

Weiterführendes:
Wenn dir dieses Buch gefallen hat, dann gefällt dir vielleicht auch mein Buch zum Thema Akne Inversa.

Titel:
„Akne Inversa: Die 3-Schritte Methode zu einem neuen Lebensgefühl (Wie du Akne Inversa wirklich bezwingst)"

Ausschließlich erhältlich auf **Amazon.de!**

P.S. Ich würde gerne wissen wollen, was du über dieses Buch denkst: Hat es dir gefallen? Oder findest du es grottenschlecht? Hat sich beim Lesen etwas tief in dir verändert? Hat es dich motiviert? Findest du es informativ? War es pure Geldverschwendung oder die beste Investition deines Lebens?

Bitte, nimm dir ein paar Minuten Zeit um eine Rezension auf Amazon zu hinterlassen und mir deine Meinung mitzuteilen. Ich würde deine Meinung sehr zu schätzen wissen. Und sie würde von mir auch gelesen werden, weil ich jede Rezension lese und als Feedback ansehe. Egal ob du eine gute oder schlechte Rezension abgeben willst, deine Meinung zählt – für *mich* und für *alle* zukünftigen Leser, die sich noch unsicher sind, ob sich ein Kauf lohnen würde oder nicht. Ich danke dir für dein Verständnis und deine Unterstützung!

GLOSSAR

Organismus:
In Biologie und Medizin steht Organismus für Lebewesen. Es geht darum, wie die einzelnen Bestandteile eines Organismus miteinander agieren – oder sich gegenseitig bekämpfen.

Akne:
Äußerlich sichtbare Hauterkrankung. Meistens im Alter von 15 – 18 Jahren, manchmal aber auch bis zum 30. Lebensjahr (oder noch länger)

Komedogene:
Mitesser. Gut erkennbar an den schwarzen Punkten. Das heißt, dass der Mitesser offen ist, da sich der Talg bei Kontakt mit der Luft schwarz verfärbt.

Androgene:
Männliche Hormone. Sie steigern die Talgproduktion in den Talgdrüsen der Haut. Wenn sie verstopfen und sich entzünden, spricht man von Akne

Östrogene:
Weibliche Hormone. Sie sind für den alle 28 Tage wiederkehrenden Zyklus der Fruchtbarkeit der Frau zuständig. Fällt der Östrogenspiegel kurz vor der monatlichen Blutung in sich zusammen, nimmt der Androgen Spiegel überhand und die Frau läuft Gefahr, Akne zu bekommen.

Sekretbildung:
Zähflüssiger Talg zum Schutz der Haut in den Talgdrüsen

Darmflora:
Innenoberfläche des Darmes, der mit Bakterien übersät ist, um die Nahrung aufzuteilen, sortieren und schließlich wieder auszuscheiden. Ist die Darmflora gestört, merken wir das entweder durch Verstopfung, Blähungen oder aber Durchfall.

Glykämischen Index und Last:
Der glykämische Index (kurz GI) gibt Informationen über die Auswirkungen von Nahrungsmitteln auf den Blutzuckerspiegel. Ermittelt wird der glykämische Index durch den Vergleich der Blutzuckerreaktion auf die Einnahme von 50 g Kohlenhydraten, die über ein bestimmtes Lebensmittel zugeführt werden, und der Aufnahme von 50 g Traubenzucker. Unter Berücksichtigung der Kohlenhydrat-Menge ergibt sich aus dem glykämischen Index die sogenannte glykämische Last (GL). Sie berücksichtigt zum jeweiligen GI-Wert auch den Kohlenhydratgehalt der einzelnen Lebensmittel.

Wachstumshormone:
Hormon in der Muttermilch. Es wird an das Baby / Jungtier weitergegeben, um das Wachstum dessen auszulösen. Kuhmilch ist erwiesenermaßen eine Wachstumshormonbombe – und für Kälber gedacht, nicht für Menschen.

Gluten:
Oberbegriff für verschiedene Klebereiweiße, die in den folgenden Getreidesorten enthalten sind: Weizen, Roggen, Gerste, Hafer, Dinkel, Khorasan Weizen (oft erhältlich unter dem Namen Kamut), Urdinkel, Grünkern, Einkorn und Emmer.

Gluten Allergie:
Organische Unverträglichkeit von Gluten

Einfache Kohlenhydrate:
Stark erhitzte, mit Zusätzen versehene oder chemisch behandelte Kohlenhydrate. Dadurch werden bei der Produktion wertvolle Eigenschaften zerstört. Zudem verbrennen einfache Kohlenhydrate schneller und lassen den Blutzuckerspiegel schnell ansteigen. Um den Normalwert schnellstmöglich wiederherzustellen, kommt es zum erhöhten Ausstoß von Insulin.

Komplexe oder gute Kohlenhydrate:
Diese Kohlenhydrate enthalten neben Stärke auch Ballaststoffe, die den Körper reinigen und entgiften. Die Stärke sorgt für einen regelmäßigen Energiestrom und reduziert die Belastung auf andere Hormone.

Regenerieren:
Wieder gesund werden, sich erholen.

Antioxidantien:
Nicht toxisch, entgiftend

Omega 3-Fettsäuren:
Enorm wichtige Fettsäuren, die wir über Nahrung zu uns nehmen müssen, da der Körper sie nicht selbst produzieren kann. Omega 3-Fettsäuren sind mitverantwortlich für die Produktion von Hormonen, für die Eiweiß Synthese, für den Zellstoffwechsel, für die Versorgung der Gelenke mit Schmierstoff, für die Feuchtigkeit und Spannkraft von Haut und Haaren. Ein weiterer Aspekt ist der, dass diese natürliche Fettsäure sich um die Nerven legt, und damit die Nachrichtenübermittlung unterstützt.

Fructose:
Fruchtzucker

Stevia:
Pflanzlicher Zuckerersatz, ca. 300 Mal süßer als weißer Kristallzucker. Lässt den Blutzuckerspiegel nicht ansteigen und hat damit einen positiven Einfluss auf das Insulin.

Xylit:
Wird aus den Resten der Maiskolben hergestellt. Manchmal wird es auch aus Birken hergestellt. Hebt weder Blutzuckerspiegel noch Insulinspiegel merklich an und hat daher entzündungshemmende Effekte. Besonders bekannt ist jedoch der positive Einfluss von Xylit auf die Zahngesundheit.

Yacon:
Pflanze aus Südamerika. Seit Jahrhunderten wird sie dort als Nähr- und Heilpflanze verwendet. Man glaubt, dass Yacon bei Diabetes, Nierenkrankheiten und Verdauungsbeschwerden helfen kann, was sich zum größten Teil auch tatsächlich bewahrheitet hat.

Printed in Poland
by Amazon Fulfillment
Poland Sp. z o.o., Wrocław

53480690R00058